Anita Backhaus

Heilen ohne Pillen und Spritzen

Anita Backhaus

Heilen ohne Pillen und Spritzen

Selbsthilfe zur Gesundung
durch natürliche Heilmittel
und naturgemäße Lebensweise

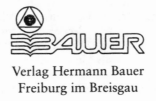

Verlag Hermann Bauer
Freiburg im Breisgau

Die Deutsche Bibliothek – CIP-Einheitsaufnahme

Backhaus, Anita:
Heilen ohne Pillen und Spritzen : Selbsthilfe zur
Gesundung durch natürliche Heilmittel und
naturgemässe Lebensweise / Anita Backhaus. –
12., korr. Aufl. – Freiburg im Breisgau : Bauer, 1996
  ISBN 3-7626-0517-3

12. korrigierte Auflage 1996
ISBN 3-7626-0517-3
© 1996 by Verlag Hermann Bauer KG, Freiburg im Breisgau
Alle Rechte vorbehalten
Umschlag: Wloch Computerart, Albstadt
Satz: Fotosetzerei G. Scheydecker, Freiburg im Breisgau
Druck und Bindung: Wiener Verlag, Himberg
Printed in Austria

Gedruckt auf chlorfrei gebleichtem Papier

Meinen Kindern Gert und Jutta
sowie meinen Enkelinnen Sita und Berita
zugeeignet

Inhalt

Die Mittel und Behandlungen in diesem Buch sind von der Autorin erprobt und haben sich bewährt; dennoch übernimmt der Verlag keinerlei Verantwortung. In akuten Fällen oder bei bereits länger anhaltenden Beschwerden sollte ein Arzt oder Heilpraktiker konsultiert werden.

Vorwort zur dritten Auflage

Krankheit muß als Zeichen von Dummheit gelten.

Friedrich Nietzsche

Scheinen diese Worte Nietzsches auch hart und ungerecht – allzusehr hat der Mensch sich daran gewöhnt, die Krankheit als unverschuldetes und unabwendbares Schicksal in diesem »Tal der Tränen« zu tragen –, so weiß der Einsichtige, der In-sich-hinein-Sehende, mit seinem Selbst, seiner Seele, seinem Solarplexus in Verbindung stehende, der nach Homer im Zwerchfell überlegende Mensch doch, daß ungeachtet aller konstitutionellen Verschiedenheiten Gesundheit und Krankheit weitestgehend in seine Hände gegeben sind, daß er dafür verantwortlich ist.

Für jene unter uns aber, die, aus welchen Gründen immer, Sinn und Instinkt für die wahren Bedürfnisse des Leibes verloren haben, ist mit dem vorliegenden Buch der Schlüssel bzw. der Spaten zum verschütteten Reich der Gesundheit und des Glücks gegeben. Spaten deswegen, weil es ohne einige anfängliche Mühe und eigene Mitarbeit nicht geht.

Ist derjenige schon gut beraten, der bei einem Rechtsstreit seinem Anwalt mit Rat und Tat zur Seite steht, um wieviel mehr scheinen Mitdenken und Mitarbeit geboten, wenn es um das unersetzliche Gut der Gesundheit geht, wo durchaus individuelle Verhältnisse herrschen und keine Stellvertretung möglich ist.

Es sei hier, stellvertretend für Tausende, die aus den beiden früheren Auflagen bereits wertvollste Anregung erhalten haben, Frau Anita Backhaus für die dritte, verbesserte und erweiterte Auflage herzlich gedankt und der Hoffnung Ausdruck gegeben, daß recht viele Menschen zu ihrem und der Umwelt Nutzen sich dieser Hinweise bedienen werden.

Laßt uns mit diesem Buch jenen »circulus fecundus« beginnen, als dessen Frucht uns das dauerhafte Glück winkt.

»Mensch, deine Seligkeit kannst du dir selber nehmen, so du dich nur dazu willst schicken und bequemen.«

Angelus Silesius

Dr. F. Greiner
Linz/Donau, im März 1969

Vorwort zur zweiten Auflage

Unsere heutige Zeit ist durch technischen Fortschritt und soziale Fürsorge für die Allgemeinheit gekennzeichnet. Der Patient erwartet mit Selbstverständlichkeit vom Arzt, daß er ihn möglichst schnell gesund macht – möglichst ohne seine eigene Mithilfe oder Verzicht auf gewohnte Lebensgenüsse. Medikamente aller Art stehen in wachsender Menge zur Verfügung, und ihr Konsum hat in beunruhigender Weise zugenommen, obwohl es nach wie vor in erster Linie auf die ganze innere Einstellung des Patienten zu seiner Krankheit ankommen sollte.

Was uns trotz der chemischen Industrie die Natur immer noch an altbewährten Hausmitteln und Behandlungsmethoden geben kann, ist leider der Menschheit kaum noch bewußt. Da ist es gut, wieder einmal zu hören, was uns Anita Backhaus zu sagen hat, die, ähnlich wie Are Waerland, Robert Jackson und viele andere, durch eigenes Leiden und Kranksein zur rettenden Erkenntnis der Heilkräfte der Natur gelangte und durch radikale Umstellung ihrer Lebensweise und naturgemäße Ernährung ihre Gesundheit und Lebensfreude allmählich wiederfand.

Es drängte sie, ihre langjährigen Erfahrungen einem größeren Kreis von Menschen zugänglich zu machen, um auch ihnen Wege zu neuer Gesundheit zu weisen. So entstand dies Buch *Heilen ohne Pillen und Spritzen*, mit dem die Verfasserin imstande ist, weit über ihre Tätigkeit in ihrem Institut für Naturheilkunde in Kolumbien hinaus ihren Mitmenschen zu helfen.

Die nun vorliegende zweite Auflage ist in wesentlichen Teilen erweitert worden. Vor allem wurde ein alphabetisches Verzeichnis vieler Krankheiten angefügt, die nach ihrer Erfahrung besonders gut auf Naturheilmethoden ansprechen, so daß der Leser schnell und mühelos nachschlagen kann, was gerade für seinen Fall in Frage kommt.

Anita Backhaus schreibt klar, einfach und volkstümlich auch über die größten Wahrheiten, die dem Leser in einem neuen Licht erscheinen. Es hat sich schon in der ersten Auflage ihres Buches bestätigt, wie sehr sie in ihrer schlichten Art die Kranken beeinflußt und ihnen Mut gibt, ihre Heilwege zu beschreiten; ganz abgesehen von ihrem Hinweis auf die neue innere Harmonie durch das Erfassen und Erschauen göttlicher Zusammenhänge, die ohne Frage weit in unser Körpergeschehen und den ersehnten Heilprozeß hineinragt.

Möge dem Buch auch weiterhin ausgedehnte Verbreitung und heilsame Wirksamkeit beschieden sein!

Dr. A. Schultze-Naumburg
Fallingbostel

Vorwort zur ersten Auflage

Solange es Krankheiten und Leiden auf Erden gibt, finden sich geborene Heiler und Ärzte. Oft haben sie eine Heilung am eigenen Leibe erlebt, auch dann noch, wenn der augenblickliche Stand der Wissenschaft mit den herkömmlichen Mitteln nicht mehr helfen konnte. Die Geschichte der Heilkunde bietet viele Beispiele.

Als eine solche, nach Persönlichkeit und Wirken geborene Ärztin, lernte ich die Verfasserin dieses Buches kennen. Aus schwerer Krankheit wurde ihr ein Weg durch den leider zu früh verstorbenen, bekannten Arzt Dr. Hans Malten in Baden-Baden gewiesen. Er brachte Heilung durch Umstellung auf naturgemäße Lebensweise und Ernährung.

So sind sein Erfolg bei der Verfasserin und jetzt ihr Buch ein ehrender Nachruf für diesen Arzt. Sein Wirken kommt durch die Arbeit seiner ehemaligen Patientin, die in Kolumbien lebt, wo sie ein hydrotherapeutisches Institut leitet, vielen andern Kranken zugute. Wir hoffen, daß dieses Buch den Wirkungsbereich bedeutend erweitern wird. Diese mutige, mütterliche Frau versteht es, selbst in verzweifelten und hoffnungslosen Fällen den Leidenden nicht nur neuen Mut zu geben, sondern ihnen auch wirksame Hilfe angedeihen zu lassen. Selbst unter primitivsten Umständen versteht sie, wirksam zu improvisieren. Sehr angenehm berührt ihr gutes, freundschaftliches Verhältnis zu den Ärzten, deren Arbeit und Methoden sie anerkennt und gelten läßt, wo die Mittel der naturgemäßen Heilweisen nicht ausreichen. Aber auch wir Ärzte sollten zuerst diese naturgegebenen Mittel anwenden, bevor wir zu eingreifenderen, oft verstümmelnden Operationen schreiten.

Von hoher Einsicht zeugt der Ausklang über das Wirken des Geistes. So ist das vorliegende Buch, wenn auch für Laien geschrieben, doch ebenso Anregung für Ärzte, immer mehr die eigentlichen Kräfte der Natur und des »inneren Arztes« zur Wirkung kommen zu lassen und in dem Kampf gegen die Leiden der Menschheit einzusetzen, um die Harmonie mit dem Unendlichen wiederherzustellen.

Dr. med. Wilfried Staubert
Hamburg, im Herbst 1960

Nur das gelebte Wort, das Wort,
das in der persönlichen Existenz sichtbar wird,
hat Zeugniskraft!

Propst D. Dr. Heinrich Grüber

Einführung

Wer heilt, hat recht

Warum sucht ich den Weg so sehnsuchtsvoll,
wenn ich ihn nicht den andern zeigen soll!

Auf dem Gebiete der Medizin ist es im allgemeinen staatlich geprüften und anerkannten Ärzten vorbehalten, die wissenschaftliche Welt oder auch gelegentlich die Laien von ihren Erkenntnissen und Forschungsergebnissen zu unterrichten, einerseits um einen notwendigen, fruchtbringenden Gedankenaustausch unter Kollegen zu fördern, andererseits um unter den Menschen, die ja eigentlich den Gegenstand aller medizinischen Forschung darstellen, Verständnis für das zu wecken, was in ihrem Körper vorgeht oder mit ärztlicher Hilfe und Behandlung in ihm vorgehen sollte.

Zu allen Zeiten aber haben auch Laien gewagt, sich mit dem für uns alle so wichtigen Gebiet der Heilkunde zu befassen, sei es aus angeborenem Talent und Interesse oder aber – und das ist vielleicht häufiger – aufgrund eigener Krankheit, von der sie selbst durch die anerkannte Medizin nicht befreit werden konnten. Und es wurde von solchen mit scharfem Verstand, guter Beobachtungsgabe und zähem Willen begabten Laien nicht Unbedeutendes geleistet. Ja, oft wurden ihre Gedanken zunächst heftig bekämpft, später wieder von der Ärztewelt aufgegriffen, dann in Laboren und Kliniken erprobt und schließlich offiziell in die »Wissenschaft« eingereiht.

Wenn wir uns überlegen, woraus denn ursprünglich Wissenschaft überhaupt entstanden ist, so müssen wir feststellen, daß sie ihren letzten Ursprung in oft ganz einfachen und »zufälligen« Erfahrungen und Entdeckungen hat. Zufällig aber ist, was uns *zu*-fällt; in diesem Wort liegt ein tiefer Sinn. Und *ent*-deckt wird eine bisher *zu*-gedeckte, verborgene Wahrheit, die zwar ewig ist und

17

daher stets existiert hat, von der aber eines Tages der Schleier gelüftet wird, durch den, der die Gnade des Erkennens erfuhr. Denken wir nur einmal an den bedeutenden englischen Arzt Dr. Fleming, dem wir in letzter Instanz (die *erste* Instanz geht Jahrhunderte, vielleicht Jahrtausende weit zurück über Paracelsus zu längst vergessener alter Bauernweisheit, Medizinmännern usw.) die Entdeckung des Penicillins verdanken. Er entdeckte in seinem Labor unter vielen Bakterienkulturen plötzlich einige Schimmelpilze und stellte fest, daß in deren Umgebung alle anderen Bakterien starben oder sich nicht entwickeln konnten. Was war das? Ohne Frage Erfahrung, die später nach langen Versuchen »Wissenschaft« wurde.

Und so ist es häufig auf den verschiedensten Gebieten. Selten aber darf sich der ursprüngliche Erfinder einer neuen Idee – so wie Dr. Fleming – seines Ruhmes freuen, obwohl heutzutage die Entwicklung und damit auch die Anerkennung der Erfinder schneller fortschreitet als früher. Oft aber werden diese in ihrem Kampf um die Anerkennung neuer Erkenntnisse alt und sterben gar darüber mit der Aussicht, daß sie von der Nachwelt vielleicht lange nach ihrem Tode einmal anerkannt werden oder ihnen gar ein Denkmal gesetzt wird!

Es sollte aber den Vertretern der Wissenschaft zu denken geben, daß sich heute die Stimmen aus Ärzte- und Laienkreisen mehren, die nach Überspitzung der Allopathie im Zeitalter der Patentmedizinen wieder zu natürlichen Heilmitteln, zu den einfachsten gottgegebenen Dingen zurückkehren, die der ohne Frage körperlich immer stärker degenerierenden Menschheit zu helfen imstande sind.

In unserer Zeit wachsender Technik und Zivilisation ist es unmöglich, vor dem Problem zunehmender chronischer Krankheiten die Augen zu verschließen, denn es ist ja nicht nur das Problem einer einzigen Krankheit, sondern einer großen Gruppe von Leiden, deren unheimliches Anwachsen auf eine allgemeine Krankheitsbereitschaft, auf das Endergebnis von jahrelangen Irrtümern in unserer Lebensordnung hindeutet.

Darum brauchen wir mehr denn je gegenseitige Achtung und

Anerkennung aller bestehenden Heilmethoden, aus denen ein erfolgreiches Zusammenwirken zum Wohle der Menschheit erwachsen kann. Es geht ja um uns alle, um Ihre, um meine Gesundheit, um das Glück zukünftiger Generationen. Darum mögen alle, die in sich die Berufung fühlen, andern zu helfen, sich die Hand reichen in dem weltumfassenden Willen zum Guten in aufrichtiger Liebe zum Leben und zur Menschheit.

Mit diesem Wunsche ließ ich die ersten beiden Auflagen meines Buches in die Öffentlichkeit gehen und lasse nun heute die dritte Auflage folgen. Die Aufnahme des Buches und die zahlreichen Zuschriften und Anfragen haben mir bewiesen, wie sehr Kranke und auch Gesunde nach einfacher, praktischer Aufklärung über gesundheitliche Fragen verlangen.

In dem Bestreben, allen meinen alten und vielen neuen Freunden diese erweiterte Auflage zu überreichen, habe ich auf vielfache Bitten noch mehr praktische Ratschläge in größerer Ausführlichkeit angefügt. Meine eigene Krankheitsgeschichte, die zwar ein sehr lebendiger Beweis für die oft unglaubliche Wirksamkeit der Naturheilkunde sein könnte, habe ich trotzdem aus verschiedenen Erwägungen weggelassen und habe nur gelegentlich ganz persönliche Erfahrungen gestreift.

Es mag genügen, daß ich bisher 32 Jahre über das 1936 ärztlich vorausgesagte wahrscheinliche Ende meines Daseins hinaus am Leben geblieben bin und heute körperlich und geistig ganz gewiß leistungsfähiger und lebensbejahender bin als damals. Dieser großen Gnade bin ich mir täglich dankbar bewußt und bin immer wieder froh, daß ich aus allen den körperlichen Leiden, die mir bestimmt waren, lernen durfte mit der Berufung, nun meinen kranken Schwestern und Brüdern in der Welt zu raten und zu helfen.

Um es dem Leser zu erleichtern, sich in großen Zügen über eigene Behandlungsmöglichkeiten verschiedener – natürlich längst nicht aller vorkommender – Krankheiten zu informieren, habe ich am Schluß des Buches noch ein erweitertes Kapitel angefügt. Damit soll keinem Arzt ins Handwerk gepfuscht werden; es soll nur jeder Mutter für ihre Familie eine Hilfe sein, im gegebenen Fall ohne Anwendung von Drogen das Richtige zu tun, bis der Arzt kommt, oder seine Behandlung wirksam zu unterstützen. Diese Ratschläge bringen zwar Anwendungen für spezielle Krankheiten, bieten aber gleichzeitig einen guten Überblick über die Maßnahmen, die teils vorbeugend, teils heilend und selbst teils kräftigend in der Rekonvaleszenz für viele Krankheitskomplexe Gültigkeit haben nach dem Prinzip von Louis Kuhne, alle Krankheit mit letzten Endes gleicher Ursache von einem Punkt – dem Unterleib – aus zu heilen und vorzubeugen.

So habe ich den Versuch gemacht, auch in dieser Auflage mit ihrer Ergänzung aus jahrzehntelanger Erfahrung das Wichtigste übersichtlich zusammenzufassen, ohne mich dabei an ein alleiniges System sowohl in der Ernährung als auch der Behandlung zu binden. Möge das Buch in dieser Form nicht nur wie ein ganz »unterhaltsamer« kleiner Roman in wenigen Stunden überflogen und ad acta gelegt werden, sondern dem Leser ein »Freund« sein, der in vielen Fragen zu Rate gezogen werden kann und dessen Anweisungen dann auch befolgt werden. Es kann gewiß ein jeder *etwas* darin finden, das gerade ihm gut tut und ihm einfache, aber bisher unbekannte Wege weist zu ersehnter Lebensfreude und Gesundheit.

Allen meinen alten und neuen Arztfreunden wiederhole ich meinen herzlichen Dank für das, was ich von ihnen lernen durfte. Dank sei auch jenen, die mich in liebevoller Anerkennung meines Strebens ermuntert haben, dieses Buch zu schreiben, um Hilfesuchenden einen Weg zu weisen, dessen sie bedürfen.

Anita Backhaus
Barranquilla/Kolumbien
November 1968

Der Tod sitzt im Darm

Der Mensch lebt nicht von dem, was er ißt,
sondern von dem, was er verdauen kann!

Quien bene purgat bene curat!

Der Tod sitzt im Darm. – Das ist als Leitsatz über einem Wege, der uns zu neuer Gesundheit führen soll, ein ernstes Wort.

Das Unheil der langsam degenerierenden Menschheit mit ihren chronischen Leiden und vorzeitigem Tod läßt sich knapp, klar und wahr in einem einzigen Satz zusammenfassen: »Der Mensch schaufelt sich sein Grab mit den eigenen Zähnen« (oder auch mit seinem Gebiß), und daraus folgt der ebenso einfache Schluß des berühmten russischen Biologen Metschnikow, daß der Tod seinen Sitz im Darm habe.

Dieser Meinung schließen sich viele große Ärzte und Ernährungsforscher der Vergangenheit und Gegenwart an.

Der Mensch denkt so gern über seine körperlichen Beschwerden nach; aber an seinen Verdauungsapparat denkt er dabei gewöhnlich zuallerletzt. Er hält es für unwichtig, ob die Verdauung zu langsam oder zu schnell vor sich geht oder ob ihn nach jeder Mahlzeit Völlegefühl und Blähungen plagen. Was sollen denn damit auch die häufigen Kopfschmerzen, Erschöpfung, unruhiger Schlaf, Arbeitsunlust, Nesselfieber (heute mit wissenschaftlichem Anflug besonders gern »Allergie« genannt) usw. zu tun haben?

Für die meisten Menschen gehören Verdauungsbeschwerden überhaupt nicht in das Gebiet der eigentlichen »Krankheit« und werden darum – oft Jahre oder gar Jahrzehnte hindurch – mit der größten Unbesorgtheit und erstaunlicher Geduld ertragen, bis ernstere Symptome auch eine ernstere Beachtung des Verdauungsapparates erfordern. Wie oft höre ich meine Patienten sagen: »Ich bin bis jetzt immer ganz gesund gewesen!« Frage ich dann aber ganz leise nach ihrer Verdauung, erfahre ich, daß auch die völlig normal sei; da er aber schon als Kind an Verstopfung gelitten habe, nähme er nur alle paar Tage ein leichtes Abführmittel. Ganz gleichgültige Patienten tun nicht einmal das und geben sich damit zufrieden, nur alle drei bis vier Tage mal eine ungenügende Darmentleerung zu haben.

So leiden bestimmt 90 Prozent der Menschheit an irgendwelchen Unregelmäßigkeiten der Verdauung, zum mindesten im hyperzivilisierten Westen unseres Planeten mit seiner verfeinerten und künstlich präparierten Nahrung, auf deren Schäden der eine Organismus langsamer reagiert als der andere.

Man bleibe nur einmal kritisch vor den Hunderten von Apotheken stehen und lese die Propaganda für die unzähligen Mittel gegen Übersäuerung, häufige Kopfschmerzen, anormale Müdigkeit, Darmträgheit usw., die uns ohne Rezept zur Verfügung stehen, und es müßte uns klarwerden, wo die wahre Ursache aller Krankheit liegt.

Aber unbequeme Wahrheiten werden nur zu gern überhört, und die Menschen greifen lieber gedankenlos zu den angepriesenen milderen oder auch schärferen Abführmitteln und Fermenten. Wenn das eine nicht hilft, tut es wahrscheinlich das andere; und wenn die angegebene Dosis nicht mehr wirkt, nimmt man eben das Doppelte oder Dreifache. Nur an eine Änderung der Ernährung mag man nicht denken – oder vielleicht später mal – oder auch leider oft zu spät.

Wenn es aber so weit gekommen ist, daß unser Dickdarm seine Funktion nicht mehr genügend und regelmäßig ausübt, ist nicht nur *er* krank, sondern der *ganze* Verdauungsapparat. Der Dickdarm entzieht ja nur dem dünnflüssigen Darminhalt das Wasser, dickt ihn ein und bringt ihn als Kot zur Ausscheidung. Die chemische Fabrik aber hat ihren Sitz nach der ungeheuer wichtigen Vorarbeit der Zähne und des Magens im viereinhalb Meter langen Dünndarm.

Ein ständig überlasteter Magen erschlafft oder senkt sich; der arme unbeachtete, ebenfalls erschlaffte und gesenkte Dünndarm gibt aus dem Dickdarm eingewanderte Gärungs- und Fäulnisbakterien oder eigene Rückstände an das Blut ab, das nun langsam, aber sicher eine »Autointoxikation« (Selbstvergiftung) an alle Organe heranträgt.

Was kann uns aber eine vorübergehende Entgiftung oder künstliche Entleerung des Dickdarms durch Drogen helfen, wenn die *chronische* Vergiftung durch falsche Ernährung und einen kranken Dünndarm kein Ende nimmt? Solange wir mit schädigenden Gewohnheiten einen idealen Nährboden für alle Ernährungsgifte kultivieren, kann uns gar nichts retten – auch nicht die teuersten Drogen!

So ist uns also nur das ganz nüchterne Erkennen dieser Wahrheiten von Nutzen. Sind wir einmal dahin gelangt, wird auch unser narkotisierter Instinkt vielleicht wieder zum Leben erweckt, und wir beginnen, uns auf die größtenteils einfachere und natürlichere Lebensweise unserer Vorfahren zu besinnen und einiges davon in unser sonst so fortgeschrittenes modernes Leben einzubauen.

Wie groß allgemein die Notwendigkeit und der Wunsch der Menschen nach Wiedergesundung ist, zeigt uns das rapide Anwachsen aller Reformbewegungen, die zunehmende Zahl der Kneipp-Anhänger und der verschiedenen Vegetarier-Richtungen.

Aber auch unter ihnen gibt es noch viele, denen der wirkliche Sinn für eine vollwertige Ernährungsweise noch längst nicht aufgegangen ist: ausgesprochene Vielesser, die ihr nach allen Regeln der Kunst zubereitetes Essen – wenn auch oft ohne Fleisch – immer noch herunterschlingen, ohne zu kauen, die dann von Gärungszuständen geplagt werden und wie jeder Fleischesser irgendwann an chronischen Leiden, ja oft sogar an der größten Geißel unserer Zeit, dem Krebs, erkranken können.

Der Mensch lebt nicht von dem, was er ißt, sondern von dem, was er verdauen kann!

Das kann gar nicht genug betont werden, und das müssen Menschen mit empfindlichem Verdauungsapparat leider oft erst lange Zeit am eigenen Leibe erfahren, ehe sie das wirklich begriffen haben. Bei der Betonung des Mineralstoff-, Vitamin- und Spurenelementemangels im menschlichen Körper besteht die Gefahr, aus Angst sinnlos alle möglichen chemischen Produkte hineinzufuttern, um solchen Mängeln vorzubeugen. Auch das ist ein Irrtum, denn kein Organismus arbeitet genau wie der andere, und wenn zehn Patienten das gleiche Präparat nehmen, haben zwei vielleicht vollen Nutzen davon, drei gar keinen, drei etwas und zwei behaupten sogar, irgendwelche Beschwerden danach zu spüren.

Es ist und bleibt das Entscheidende, was jedes chemische Labor der göttlichen Schöpfung im Zusammenspiel aller organischen Kräfte und Funktionen aus jeder aufgenommenen Nahrung oder sonstigen Bausteinen der Natur zu machen vermag. Perfekt arbeitet es nur bei ganz gesunden Menschen, und bei allen andern müssen wir geschickt und behutsam innerhalb einer intuitiv und klug gesteuerten Ganzheitsbehandlung den richtigen Weg zur Gesundung finden. Das aber ist nicht nur Wissenschaft, sondern Berufung und Lauschen auf göttliche Weisheit, die uns verliehen werden kann.

Leider ist die Überfütterung von groß und klein das schlimmste aller Übel! (Fresser werden nicht geboren, sondern erzogen!) Ich bedaure oft, daß es kein Sicherheitsventil in unserem Organismus gibt, das uns automatisch davor bewahrt, mehr zu essen, als uns gut tut. Wenn ich einen Topf voller Wasser gieße, nimmt er auf, was seinem Maß entspricht, und läuft dann über. Es gibt auch hin und wieder Menschen, die überlaufen und erbrechen, was ihnen nicht bekommt oder zuviel ist. Babys und Kleinkinder haben darin oft noch eine erstaunliche Fertigkeit.

Aber das hört meistens sehr bald auf, und der arme Verdauungsapparat muß wohl oder übel alles aufnehmen, was hineingezwängt wird, und sich mit der Verarbeitung von Stoffen abquälen, die dem Organismus schaden und die er für seine Erhaltung absolut nicht nötig hat.

Und was geschieht mit diesem Ballast? Entweder er wird nach einer solchen Verdauungsarbeit, die unsern Kräftehaushalt unnötig und darum zu unserm Schaden überlastet, wieder ausgeschieden – dann haben wir Glück –, oder aber er lagert sich in den Geweben, Gelenken usw. in Form von Fett oder Giftstoffen ab. Auf keinen Fall aber bringt ein »Zuviel« dem Körper Nutzen, selbst wenn es an sich die beste und gesündeste Nahrung ist!

Der große Irrtum unserer heutigen medizinischen Wissenschaft ist der, daß sie sich durch die immer zahlreicheren Krankheitssymptome der modernen Zeit von der wahren Ursache der Krankheit ablenken läßt.

Das ausgedehnte Spezialistentum ist fraglos mit den technisch vollendetsten Apparaturen ausgerüstet, die mit ausgeklügelten Methoden den feinsten Vorgängen und Funktionen in unserm Organismus auf die Spur kommen sollen. Aber die Gefahr liegt darin, daß darüber die Ganzheit der göttlichen Wunderschöpfung Mensch vergessen wird und die Behandlung in eine einseitige und rein symptomatische ausartet.

Jeder Arzt kennt sich in seinem Spezialgebiet besonders gut aus. Er sieht oft nur noch *das* Organ im Menschen, dem sein Studium und Hauptinteresse gilt; bei weiteren Störungen wird der Patient zum nächsten Spezialisten geschickt, und der gute Hausarzt und Allgemeinmediziner, der den allgemeinen Gesundheitszustand seiner Patienten früher Jahre hindurch sehr genau beobachtete und kannte, stirbt darüber mehr und mehr aus.

Ist der Körper infiziert (»infico«, d. h. etwas Schlechtes hineintun), so nützt es auf die Dauer nichts, diese Gifte mit Hilfe von andern Giften zu binden, auszutreiben oder irgendwelche Schmerzen zu beruhigen, aber die wahren Quellen der Vergiftung nicht zu verschließen. Es gibt eines Tages eine Grenze, wo der Körper einfach nicht mehr imstande ist, mit diesen – namentlich durch fehlerhafte Ernährung verursachten – Infektionen fertig zu werden.

Die Leber als unser größtes Filterorgan wird ständig überschwemmt mit schädlichen Stoffen, die das Blut durch die Pfortader zu dieser letzten Kontrollstation schafft, um es dann gereinigt an die Blutbahn zurückzugeben. Ist sie aber diesem Ansturm nicht mehr gewachsen, schreitet die Selbstvergiftung fort, und wir befinden uns so lange in einem Zustand latenter Krankheit, bis eines Tages eine Katastrophe eintreten muß mit schweren akuten oder chronischen Krankheiten, die dann der erstaunte Patient absolut nicht begreifen will, nachdem er doch sein ganzes Leben lang nie ernstlich krank gewesen ist!

Aber vom Verzichten auf alte, so liebgewordene Eßgewohnheiten will er natürlich nichts wissen. Da lebt er lieber zehn Jahre weniger, aber dafür »gut« und wie es ihm paßt! Solche irrigen Ansichten gibt es selbst bei Ärzten, wie ich gerade jetzt bei einem lieben Freund beobachten konnte. Sein Sohn, selbst Mediziner, hat ihn des öfteren gewarnt, nicht übermäßig und zu fett zu essen, weil sein alter Herr immer korpulenter wurde. »Heute schmeckt es mir aber gerade so wunderbar!« – und es wurde mit Freuden weitergefuttert.

Bis ihn nach einem festlichen Gelage mit reichlichem Alkoholgenuß am nächsten Morgen während einer Operation ein Gehirnschlag traf, der ihm zunächst vollständig die Sprache raubte und ihn halbseitig lähmte. Schwere Jahre hatte dieser immer tätige Arzt noch vor sich. Aber alle Anstrengungen, zu gesunden, waren vergeblich, bis er nach zwei weiteren Schlaganfällen endlich erlöst wurde.

Herrlich wäre es, wenn wir uns eines Tages lebensmüde ins Bett legen und einfach sterben dürften, wie es mein Vater getan hat, der eines Tages müde an seinem Schreibtisch saß und meinem Bruder auf seine Frage nach seinem Befinden erklärte: »Ich habe keine Lust mehr zu arbeiten, ich werde jetzt sterben.« Er legte sich ins Bett, lehnte jede Nahrungsaufnahme und Drogenbehandlung des Arztes ab, und wenn man nicht gegen seinen Willen doch noch mit allen möglichen Mitteln künstlicher Ernährung versucht hätte, den Tod aufzuhalten, so wäre er wahrscheinlich nicht erst drei Wochen, sondern bereits wenige Tage darauf entschlafen.

Man sollte ein Testament machen können, das in solchen Fällen von gütigen Ärzten respektiert würde: »Wenn ich in hoffnungslosem Zustand dem Tode nahe gerückt bin, bitte ich, ein Vegetieren, das kein lebenswertes Fortbestehen mehr garantiert, nicht durch Drogen oder künstliche Ernährung qualvoll zu verlängen.«

Herzinfarkte können zwar heutzutage zu plötzlichem und unerwartetem Tod führen – für den Kranken wohl das leichteste Scheiden aus diesem Leben –, dafür aber doch leider oft schon in den besten Jahren. Aber weit größer ist doch die Menge der chronisch Kranken, die Jahre hindurch ein klägliches Dasein führen, dahinvegetieren und sich trotzdem mit jeder Faser ihres Herzens an die Genüsse klammern, die sie zu einem solchen Ruin führten. Und das ist ganz gewiß nicht gottgewollt.

Aus dieser traurigen Sackgasse kann uns nur eins befreien: *Umkehr!*

Aber davor scheuen sich die Menschen, wenn sie sich mit ihrer angeblichen »Bärengesundheit« festgefahren haben. Sie lassen sich lieber immer wieder operieren, wenn ihnen nur der Arzt Essen, Trinken und Rauchen nicht verbietet! »In einem Monat dürfen sie selbst nach schwerer Krankheit ruhig wieder rauchen und auch ihren Rotwein und Whisky trinken. Im Gegenteil, der tut ihnen sogar recht gut als Anregungsmittel für das abgekämpfte Herz. Und essen dürfen sie alles, was ihnen schmeckt!«, sowas hört man gern. Man geht sozusagen mit einem Garantieschein für seine »Gesundheit« wieder nach Hause und lebt mit beruhigtem Gewissen lustig weiter, ganz einerlei, ob man den ersten Schlaganfall oder den dritten Herzinfarkt hinter sich hat, nach der Operation eine Thrombose als ständigen Begleiter und Gefahr mit sich herumträgt oder gar an einem Darmtumor operiert wurde.

Da soll mal einer von »umkehren« reden; von solchen lächerlichen Gesundheitsaposteln will niemand etwas wissen! Lesen Sie aber einmal das Buch *Nie mehr krank sein* von Robert Jackson, dann vielleicht wollen Sie doch noch lernen umzudenken und ziehen es vor, sich mit Vernunft und eigenem Willen eine neue Gesundheit zu bauen für ein glückliches Alter und wie Siegfried Moeller in Dresden nach einer Fastenkur von mehreren Wochen Dauer noch als 75jähriger wie ein Jüngling die Treppen herauf- und herunterzuspringen, worum ihn seine jüngsten Patienten ehrlich beneideten. Solche Fastenkuren setzte er als überbeanspruchter Arzt in seinem Sanatorium oft an die Stelle einer Urlaubsreise und fehlte dabei für seine Patienten nicht einen Tag!

Im Jahre 1937 gab Dr. Moeller eine kleine Schrift heraus: *Über Ernährungsbehandlung chronischer Krankheiten im Rahmen der gesamten biologischen Therapie. Ein Beitrag zu den Streitfragen unserer Zeit.*

Dr. Moeller hatte bereits ein halbes Jahrhundert die Fehler und die Vorzüge der Naturheilkunde studiert. Als junger Medizinstudent saß er während einer Eisenbahnfahrt neben einem jungen Mann, in dessen Buch über Naturheilkunde er einen Blick warf, um sich daraufhin ausführlich damit zu befassen und sie später während seiner Tätigkeit als Arzt nie mehr aus den Augen zu verlieren.

Der Erfolg war, daß er in seinem Anfang dieses Jahrhunderts eröffneten Sanatorium in Dresden-Loschwitz die Ernährungstherapie an erste Stelle setzte. Das war damals ein revolutionärer Schritt. Seine Patienten (im ersten Jahr 40 an der Zahl!) wurden nicht etwa von seinen Kollegen geschickt. Nein, es wurde ihnen größtenteils sogar von ihren behandelnden Ärzten von einer Kur bei Dr. Moeller abgeraten – und trotzdem nahm die Zahl derer, die aus eigener Initiative zu diesem großen Arzt gingen, langsam, aber sicher zu.

Die Ernährung seiner Patienten wurde vom ersten Tage an kraß umgestellt, denn Moellers Ansicht war, daß die größte Differenz zwischen der gewohnten und der neuen Lebensweise auch den größten Heilerfolg brachte.

»Der Körper muß sich wundern lernen«, hat einmal ein kluger Arzt gesagt, darum ist es nicht allein das Wichtigste, welches Ernährungssystem gewählt wird, sondern daß es möglichst stark abweicht von der üblichen zu reichlichen und kräftigen Kost zu Hause! Die Menschen essen meistens nicht zuwenig, sondern zuviel. »Darum«, sagt Moeller, »müssen wir nicht hinein-, sondern herausschaffen, wir sollen nicht *be*-lasten, sondern *ent*-lasten, denn Belastungen liegen ja an und für sich schon bei überaus zahlreichen chronischen Krankheitszuständen vor.«

So predigte und praktizierte Dr. Moeller eine allgemeine Entlastungstherapie durch Wasserbehandlungen, Licht-, Luft- und Sonnenbäder, Blutentziehung, Hautreiztherapie durch Kälteanwendungen (Prießnitz, Kneipp), Vibrationsmassage und als Basis eine blutreinigende, eiweißarme Diät.

Moeller wandte mit Vorliebe die fast vergessene Schrotkur an, mit der er bei der Behandlung der meisten chronischen Krankheiten erstaunliche Erfolge erzielte, obwohl seine Kollegen es ihm sehr übelnahmen, daß er die unwissenschaftliche Methode eines einfachen Bauern seiner Ernährungstherapie zugrunde legte, dessen Grundsatz war:

Ohne Reinigung keine Heilung!

Das gleiche sagte Louis Kuhne, Leipzig, über den wir später noch hören werden.

Die negative Einstellung seiner Kollegen beruhte aber nicht auf irgendwelchen praktischen Erfahrungen, sondern war nur die Folge von Vorurteilen. Die Produkte der chemischen Industriekonzerne standen eben höher im Kurs als die geradezu geniale Erfindung eines Bauern.

Ein richtiges und gerechtes Urteil über die Kurmethode und ihre Erfolge konnten aber nicht die Ärzte haben, die die Kur gar nicht kannten und sie nicht am eigenen Körper erfahren hatten, sondern nur die Objekte der Kur, nämlich seine Patienten! Und die Urteile von Moellers Patienten über Kurerfolge bei chronischen Krankheiten waren hervorragend. Selbst kranke Kollegen unterwarfen sich hin und wieder in ihrer Verzweiflung Moellers verpönter Behandlung und wurden dann allerdings durch ihre selbst erprobten Erfolge zu seinen Anhängern.

Es ist bekannt, daß bei der Schrotkur Trockentage mit Trinktagen abwechseln; an den Trockentagen werden trockene Semmeln oder dickgekochte Breie aus Reis, Grieß, Haferschleim usw. gegessen, die nur durch etwas Zitronensaft und Zucker oder durch Kompott und etwas Gewürzkräuter oder Tomatensauce schmackhaft gemacht werden. Den Geweben wird an solchen Tagen sehr viel Flüssigkeit entzogen, und damit werden angesammelte Giftstoffe ausgeschwemmt. An den Trinktagen, an denen saurer Landwein genossen wird, saugen sich die Gewebe erneut voll Flüssigkeit. Damit wird in einer längeren Kur aller Unrat hinausgeschafft, ganz einerlei, um welche Krankheit es sich handeln mag.

Selbstverständlich ist eine solche durchgreifende Reinigung des Verdauungsapparates und damit des ganzen Organismus nur als Kur anwendbar und nicht etwa als dauernde Diät. In den nächsten Kapiteln gehe ich näher auf Diät- und Fastenformen ein, die jeder mit der nötigen Einsicht und gutem Willen auch selbständig durchführen kann, ohne sich in eine Fachklinik begeben oder viel entbehren zu müssen.

Heute sind die wunderbaren Wirkungen von strengen Diät- und Fastenkuren ja längst in weiten Kreisen bekannt, aber als Dr. Moeller 1904 in seiner Fachklinik die Schrotkur propagierte, wurde ihm von dem »Ärztlichen Bezirksverein« verboten – wie auch in späteren Jahren noch –, den unwissenschaftlichen und nicht medizinisch anerkannten Namen »Schrotkur« anzuführen. So hatte er sich seinen Kollegen gegenüber schwer durchzufechten, und wer den berühmten Fastenarzt Dr. Otto Buchinger senior kennt, weiß, daß es ihm nicht anders und noch schlimmer ergangen ist als Moeller!

Aber trotz aller Anfeindungen, die bahnbrechende Ideen zunächst zu allen Zeiten zu erdulden haben, setzte sich in den vergangenen Jahrzehnten allmählich immer mehr die ja eigentlich schon uralte Überzeugung durch, daß vom Verdauungsapparat und seiner Sauberhaltung der Gesundheitszustand des ganzen Organismus abhängt; daß also der Tod tatsächlich im Darm sitzt, so sehr auch die symptomatischen Diagnosen häufig an dieser wichtigen Tatsache vorbeigehen.

Moeller sagt: »Die biologischen Methoden, und speziell die sich auf die Ernährung erstreckenden, bringen oft da noch Hilfe, wo der streng wissenschaftliche, nur an der Diagnose klebende Arzt den Klagen des Patienten verständnislos gegenübersteht. Ganz besonders gilt dies für strenge Ernährungskuren. Man weiß immer noch nicht, daß Hunger und Durst, daß Entbehrung, Sorge und Not die hauptsächlichsten Triebfedern in der Natur sind und daß umgekehrt Überernährung und ständiges Sattsein zur Untätigkeit des einzelnen und zur Degeneration und zum Aussterben ganzer Völker führt. Allerdings möchte ich noch hinzufügen, daß man die biologischen Methoden und darunter besonders die Ernährungstherapie nur dann voll begreifen und vertreten kann, wenn man sie am eigenen Körper erlebt hat ...«

An dieser Stelle möchte ich noch ein interessantes Erlebnis des berühmten Chirurgen Professor Sauerbruch erzählen, das er in seiner Autobiographie *Das war mein Leben* erwähnt. Sauerbruch war nach Davos gerufen und traf in der Bahn einen Mitreisenden, der sich später als Russe entpuppte. Dieser fragte ihn, ob er auch nach Davos führe. Da er allerhand medizinische Zeitschriften um Sauerbruch herumliegen sah, vermutete er in ihm sofort einen Arzt, was dieser aber brüsk ableugnete, weil er seine Ruhe behalten und sich nicht auf neugierige Fragerei einlassen wollte. Der Mann rief freudig aus: »Gott sei Dank, daß Sie kein Arzt sind! Die Ärzte können nichts. Mit einer einzigen Ausnahme!«

Nun horchte Sauerbruch aber doch auf und wurde neugierig, er wollte wissen, wer diese »einzige Ausnahme« sei.

»Was habe ich hier im Gesicht?« fragte der Mann.

»Brandwunden«, sagte Sauerbruch absichtlich ganz laienhaft.

»Nein, das sind Narben einer Hauttuberkulose, von der mich ein Arzt befreit hat.«

Da er mit Sauerbruch allein war, zog er sich spontan aus und zeigte dem erstaunten Arzt, den er immer noch für einen Laien hielt, eine ganze Reihe tadellos verheilter Narben von Hauttuberkulose. Dann erzählte er mit großem Temperament seine Leidensgeschichte, wie er als sehr vermögender Mann die berühmtesten Ärzte in seiner Heimat und in Deutschland aufgesucht habe und an den Rand des Selbstmords geraten sei, weil kein einziger ihm zu helfen vermochte. Bis er von einem Arzt in Bielefeld hörte, mit Namen Dr. Gerson.

Sofort reiste er nach Bielefeld, obwohl er mit seinen tief eingefressenen Wunden bereits unliebsames Aufsehen auf der Straße erregte. Kaum hatte er das bescheidene Sprechzimmer des gänzlich unbekannten Arztes betreten, rief dieser aus: »Lupus vulgaris!«

»Können Sie mich heilen?«

»Natürlich kann ich Ihnen helfen!«

Sauerbruch traute seinen Ohren nicht, daß dieser Lupuskranke mit der monatelang durchgeführten Diät von Dr. Gerson tatsächlich völlig geheilt wurde, fing aber Feuer und riet dem Mann, mit diesem enormen Resultat zu möglichst vielen Ärzten zu gehen, die sich ohne Zweifel sehr dafür interessieren müßten.

Darüber aber fing der Russe hell an zu lachen, denn an soviel selbstlose Interesse von seiten der Ärzte konnte er nach seinen trüben Erfahrungen nicht mehr glauben. Er behauptete, die brauchten nur etwas von Diät zu hören, dann würden sie ihn schon mit einem mitleidigen Blick hinauskomplimentieren.

Nachdem er Sauerbruch eine Reihe solcher prominenter Ärzte aufgezählt hatte, stellte ihm dieser die Frage, ob er es denn einmal bei Sauerbruch versucht hätte. Nein, das hätte gar keinen Zweck, der wäre der gröbste von allen, der brüllte alle seine Assistenzärzte an und tobte mit seinen Krankenschwestern herum!

Sauerbruch sagte, ja, das wäre wohl wahr, aber trotzdem glaubte er, daß Sauerbruch ihn sofort empfangen würde, wenn er von seinem Fall hörte. Nach langer Überredung erklärte der Russe sich schließlich bereit, Sauerbruch nächstens in München einen Besuch zu machen. Und dann erzählte er von seinen Plänen, zwei Gebäude für Sanatorien in der Schweiz von seinem eigenen Vermögen zu kaufen, wo Lupuskranke unentgeltlich behandelt werden sollten.

Ob dieser dankbare Patient seinen segensreichen Plan tatsächlich durchführte, ist mir leider unbekannt.

Auf seiner Rückreise über München ging er tatsächlich zu Sauerbruch, und zwar gleich *mit* Dr. Gerson.

Nach anfänglichem Erstaunen über die Identität Professor Sauerbruchs mit seinem Reisegefährten im Zuge nach Davos wurde Gersons Diät (kochsalzfreie vegetarische Diät, vorwiegend rohe Obst- und Gemüsesäfte, Salate und frische, nicht abgebrühte Gemüse) ausführlich mit ihren Erfolgen besprochen. Sauerbruch war so begeistert, daß er sofort eine Versuchsstation für Lupuskranke einrichtete, wo die Patienten genau nach Dr.

Gersons Diät ernährt werden sollten. Das Resultat war katastrophal, so daß sich Sauerbruch fast entschlossen hätte, dies offenbar mißglückte Experiment wieder aufzugeben, wenn er nicht durch Zufall auf des Rätsels Lösung gekommen wäre.

Als er eines Nachmittags unerwartet auf der Lupusstation erschien, begegnete er einer Krankenschwester mit einem Riesentablett voller Weißwürste, Senf und Bier. Sauerbruch war sprachlos! Das Geständnis der Schwester, den »armen Tb-Kranken« mal was »Anständiges« zu essen bringen zu wollen, weil sie es nicht mehr mit ansehen könnte, wie diese Kranken »verhungerten«, imponierte wohl Sauerbruch nicht gerade. Er wurde so grob, daß die mitleidige Schwester vor Schrecken die ganze Herrlichkeit von kräftigem Essen auf die Erde knallte!

Sauerbruch gab nun natürlich *nicht* auf, sondern ließ von da an die Versuchsstation so bewachen, daß nach seiner Ansicht ein Gefängnis ein »Vergnügungspark« gegen seine Klinik war! In kurzer Zeit wurden tatsächlich fast alle Patienten gesund, und Gerson behielt recht. Sauerbruch setzte sein interessantes Experiment fort und konnte von 450 Patienten mit Gersons Diät 446 als geheilt entlassen!

Zweifellos erfindet die Wissenschaft immer kompliziertere Apparate zur Diagnosestellung und Heilung der Kranken, geht aber durch überspitzte Symptomatik und Spezialistentum an den einfachsten Wahrheiten der Krankheitsursachen vorüber.

Sicher kommt der Spezialist für Magen- und Darmkrankheiten der Lösung des Problems noch am nächsten, wenn er mit der Heilung des Verdauungsapparates durch eine gesunde Ernährung oft scheinbar ganz fernliegende Krankheitssymptome zu beseitigen imstande ist wie Dr. Xaver Mayr in Wien, der jeden seiner Patienten auf alle Fälle so behandelt, als sei er schwer darmkrank. Damit ging er nie fehl und fand in seiner 50jährigen Praxis immer wieder die erste Ursache aller Krankheit im Darm. (Seine Behandlungsweise wird im Kapitel »Wollen Sie zu- oder abnehmen?« ausführlich besprochen.)

Sind aber Magen und Darm wieder gesund in allen Funktionen, verschwinden früher oder später auch viele Krankheitserscheinungen, die auf den ersten Blick nie als von der Verdauung und damit logischerweise einer falschen Ernährung abhängig erkannt werden.

Der Tod sitzt im Darm – nur diese Erkenntnis und eine daraus folgende vollwertige Ernährung können die Menschheit von unnötigen Qualen chronischer Krankheit und vorzeitigem Tod befreien.

Niemand kann dem Tod entrinnen, und es kommt nicht einmal darauf an, mit vernünftiger Lebensweise alt wie Methusalem zu werden. Aber wer möchte wohl nicht die ihm zugemessene Zeit im Vollbesitz seiner körperlichen und geistigen Kräfte verbringen, ohne andern Menschen und sich selbst zur Last zu werden?

Das aber haben wir großenteils selbst in der Hand!

Und der wahre priesterliche Arzt wird als berufener Helfer der Menschheit allen biologischen Heilmethoden gerecht werden, die die gesamte Persönlichkeit in den Blickpunkt seiner Betrachtungen stellen, und wird zunächst mit allen von der Natur gebotenen Heilmitteln versuchen, eine Umstimmung im menschlichen Körpergeschehen zu erreichen.

Über diese und unterstützende Behandlung mit unerläßlichen Medikamenten hinaus aber wird er bei seinen Patienten deren geistige Kräfte und ihren eigenen Willen zu wirksamer Mitarbeit zu wecken wissen, den »inneren Arzt«, der sie allmählich zu einer neuen Harmonie von Geist und Körper führen kann und es ihnen leichter macht, sich zur Gesunderhaltung den Gesetzen der Natur anzupassen.

Was sollen wir essen und trinken?

Ernährung vom Säugling bis zum Erwachsenen

Der Weg zur Gesundheit
führt nicht über die Apotheke,
sondern über die Küche.

Günther Schwab

Säuglingsernährung ist kein Problem, wenn eine gesunde Mutter ein gesundes Kind nach normaler Geburt selbst nähren kann. Sie wird erst dann problematisch, wenn die Mutter nicht gesund ist, keine Milch hat, um ihr Kind zu stillen, oder aber mit der Milch ihrem Kind durch ihr eigenes ungesundes Blut Fremdstoffe zuführt, die den Säugling bereits von der Geburt an belasten und gefährden können.

Und wie viele »gesunde« Mütter gibt es heute noch in unserer hyperzivilisierten Welt? Nicht einmal ich selbst gehörte zu diesen wirklich gesunden Müttern und mußte aus meinen eigenen schweren Erfahrungen das lernen, was ich heute gern jedem jungen Mädchen und jeder werdenden Mutter weitergeben möchte! Mein erstes lebendes Kind war ein Achtmonatskind von fünfeinviertel Pfund Gewicht, das mir sein erstes Lebensjahr sehr schwer machte. Es war so schwach, daß es nicht die nötige Kraft zum Saugen hatte, so daß wir uns gezwungen sahen, auf Anraten kolumbianischer Freunde eine Eselin auf dem Lande aufzutreiben, die monatelang bei uns auf dem Hof stand und täglich viermal gemolken wurde. Man hatte mich vor ungekochter Milch gewarnt; aber zum Glück gerann die Milch unserer Eselin gleich beim ersten Kochversuch, und ich gab sie dem Kind stillschweigend roh sofort nach dem Melken mit dem Erfolg, von da an ein zufriedenes und glückliches Baby zu haben. Bis eines Tages die Milch nicht mehr kräftig genug war und ich mich entschloß, das

Kind auf Kuhmilch umzustellen. Die war aber nach der mageren Eselsmilch viel zu fett und führte zu neuen Verdauungsschwierigkeiten. Eines Nachts erwachte ich aus einem Traum und hörte eine Stimme auf Spanisch sagen: »Por qué no le da leche coajada?« (Warum geben Sie ihm keine saure Milch?) In aller Frühe schlich ich mich in die Küche und quirlte heimlich entrahmte saure Milch. Der Erfolg war unmittelbar! Im Laufe von drei Tagen hatte ich wieder ein ruhiges, zufriedenes Kind, und als ich später meinem Arzt beichtete, was ich getan hatte, meinte er: »Wenn Sie mich gefragt hätten, ob Sie einem Baby saure ungekochte Milch geben dürfen, hätte ich das als hellen Wahnsinn abgelehnt. *Sie* sind aber der beste Arzt für Ihr Kind, und ich kann Ihnen nach Ihrem Erfolg nur sagen: Bleiben Sie dabei!« Das liegt Jahrzehnte zurück, und heute ist es längst eine Selbstverständlichkeit, ernährungsgestörte Säuglinge mit Sauermilch zu ernähren und zu heilen.

In der schlimmsten Zeit seines siebten Monats hatten wir auf dringendes Anraten eines europäischen Internisten den Darm des Kleinen durchleuchten lassen. Der Arzt stellte fest, daß er einen anormal langen Dickdarm hätte und *sofort* operiert werden müßte. Ich war nach allen bisherigen Mißerfolgen mißtrauisch und ließ mich von meinem Mutterinstinkt vor diesem Wahnsinn warnen, so daß die Operation zu unser aller Segen unterblieb.

Kurz darauf reisten wir nach Deutschland, wo ich durch Dr. Hans Malten zum erstenmal theoretisch und praktisch mit einer vollwertigen Heilnahrung bekannt wurde. Diese neuen Erkenntnisse und Erfahrungen am eigenen Leibe kamen nicht nur mir, sondern auch meinem Kind zugute und gereichten von nun an in meiner Praxis vielen Babys und Kleinkindern zum Segen, denen ich oft in schwerer Krankheit mit gleichen und ähnlichen Mitteln helfen konnte.

Die Quintessenz aus meinen eigenen Erfahrungen ist, daß selbstverständlich sechs Monate lang die Muttermilch einer gesunden Mutter die idealste Säuglingsnahrung ist, die es geben kann. (Primitive Völker stillen ihre Kinder viel länger!) Leider gibt es aber heute allzu viele Mütter, die schon gar keine Milch mehr haben oder beruflich arbeiten und darum zur Flasche greifen oder gar aus Bequemlichkeit und um gesellschaftlicher Verpflichtungen willen keine Lust haben, diese Bindung an ein Neugeborenes für ein halbes Jahr auf sich zu nehmen.

Warum auch immer nicht gestillt wird: *Gesäuerte Milch ist der beste Ersatz für zu früh entzogene Muttermilch oder andere Milchsorten,* die von empfindlichen Säuglingen nicht vertragen werden, unter baldigem Zusatz von heutzutage bereits von jedem Arzt empfohlenen frischen Frucht- und Gemüsesäften ohne Zucker, es sei denn mit etwas Honig.

Nach anfänglich sechs Mahlzeiten kann ein gesundes Baby nach etwa zwei Monaten über fünf auf vier Mahlzeiten gesetzt werden und schläft dabei zufrieden von sechs Uhr abends bis zum nächsten Morgen. Wo keine Armut herrscht, schreien Babys meistens nicht aus Hunger, wie sooft fälschlich angenommen wird, sondern wegen eines überfüllten Magens und dadurch erzeugter schmerzhafter Gase. Brustkinder hören von selbst auf zu trinken und schlafen selig an der Mutterbrust ein, wenn sie satt sind; aber das Trinken über den normalen Hunger hinaus wird Flaschenkindern oft angewöhnt, wenn sie noch ganz klein sind.

Einer der schlimmsten Fehler ist es, Sauger mit zu großem Loch zu verwenden, so daß dem Baby in wenigen Minuten durch den Hals läuft, was es an der Mutterbrust in aller Ruhe in mindestens 20 bis 30 Minuten trinkt. Das aber wird die Grundlage für späteres Schlingen und unmäßiges Essen, das oft ein Leben lang mit keinem Mittel mehr auszutreiben ist! Die meisten Mütter aber sind aus falscher Liebe glücklich, wenn nur ja ihr Kind recht viel futtert!

Ein ebenso großes Übel ist, den Babys und Kleinkindern den täglichen Genuß von Süßigkeiten, Kuchen, Keksen und später Schokolade anzugewöhnen, womit die erste Ursache für spätere Krankheiten des Verdauungsaapparates geschaffen wird. Je einfacher, vitamin- und mineralstoffreicher die Ernährung ist, um so geringer ist von vornherein das Verlangen nach entwerteten Nahrungsmitteln.

Sobald die Milchquantität des Babys reduziert wird, kann eine von vier Mahlzeiten gestrichen und einer Obst- und Gemüsemahlzeit Raum gegeben werden. Rohes Gemüse können acht bis neun Monate alte Kinder bereits gut mit gepreßten Kartoffeln oder Reisbrei essen, dem kein Salz, aber dafür etwas Bienenhonig beigefügt werden darf. Der Zuckerbedarf sollte nach Möglichkeit nur durch süße Früchte und Honig befriedigt werden anstatt durch Kuchen und Schokolade, die eine große Ausnahme sein sollten. Welche Mutter kennt nicht aus eigener Erfahrung die verhängnisvollen Folgen von Kinderfesten, Weihnachten und Ostern, wenn ihre Kinder sich an Süßigkeiten überessen haben!

Der argentinische Arzt Dr. Skolnik hat einmal ein Heftchen herausgebracht mit dem Titel *Der Zucker, Kalkräuber im Organismus*. Es würde zu weit führen, den interessanten Produktionsgang des weißen und braunen Zuckers zu erörtern. Für uns ist in diesem Zusammenhang das Wichtigste zu erfahren, warum der Zucker in jeder Form (außer dem natürlichen Bienenhonig) so schädlich ist.

Der käufliche Zucker ist ein fast rein chemisches Produkt, dem alle Mineralsalze, unter andern Kalk und Eisen, die im Zuckerrohr oder in Zuckerrüben enthalten sind, entzogen wurden, die den Zucker leicht assimilierbar und gesund machen. Das Fehlen dieser Stoffe aber macht den Zucker zu einem entwerteten und toten Produkt, das in seiner natürlichen integralen Form ein wichtiges Nahrungsmittel für Erwachsene und Kinder bedeutet. Dieser weiße Zucker bindet nun im menschlichen Organismus sofort erneut verschiedene Mineralsalze, besonders den Kalk, und es entsteht aus dieser chemischen Verbindung eine unverdauliche Substanz, die durch Darm und Nieren wieder ausgeschieden wird.

Auf diese Weise erleidet der Organismus einen lebenswichtigen Kalkverlust, dessen Folge schlechte Zähne, Rachitis, Knochenweiche etc. sind. Der Genuß von Zucker, der in so großen Mengen verzehrt wird, erzeugt in den Verdauungsorganen Übersäuerung und daraus folgt: Gasbildung.

Es ist bekannt, daß der Zucker ein Nahrungsmittel ist, das sofort in die Blutbahn aufgenommen wird, wodurch bei übermäßigem Genuß die Leber als das große Filterorgan des Blutes auf die Dauer stark überlastet wird, ganz abgesehen von der Dickleibigkeit und der gefürchteten Zuckerkrankheit, die dessen bekannteste Folgen sein können.

Dr. Skolnik schließt von dieser Schädlichkeit den braunen Zucker absolut nicht aus, der außer dem Mineralstoffmangel noch allerlei Rückstände und unreine Stoffe aufweist.

Da über diese Wahrheiten in weitesten Kreisen die größte Unkenntnis herrscht, wird selbst von Ärzten nicht gebührend vor dem Zuckergenuß gewarnt. Das Übrige aber tut die Propaganda der unheimlich großen Zuckerindustrie in jeglicher Form, um die Menschheit zum gewohnheitsmäßigen Genuß von Süßigkeiten anzuregen, der in keiner Weise dem Bedürfnis des Organismus entspricht.

So kann mit Recht behauptet werden, daß der raffinierte Zucker einer der schlimmsten Feinde der Volksgesundheit ist.

Dr. Skolnik, der in Argentinien lebt, wo es riesengroße Plantagen von Zuckerrohr und Obst gibt, empfiehlt anstatt Zucker entweder den reinen Saft von Zuckerrohr als sehr wertvolles Nahrungsmittel oder aber Bienenhonig, der in solch glücklichen Ländern nicht teurer sein soll als industrieller Zucker.

Das kann man leider in Deutschland nicht behaupten, und es wird daher ein Wirtschaftsproblem, den Zucker für jeden Bedarf durch Honig zu ersetzen, zumal bei den üblicherweise verbrauchten Mengen. Da stehen die Leute Schlange, um in den Kaufhäusern die billigsten Marmeladen zu kaufen, und wer sich schon Honig leistet, kauft gewöhnlich keinen teuren einheimischen, sondern bedeutend billigeren importierten, flüssigen Honig, für dessen Reinheit wohl kaum garantiert werden kann.

Es entzieht sich meiner Kenntnis, welches im einzelnen die Gründe dafür sind, daß der deutsche Honig knapp und teuer ist. Gibt es für die heutige Überbevölkerung in Westdeutschland zu wenig Obstkulturen oder haben die Bienenzüchter an Zahl abgenommen? Oder aber ist das Spritzen des Obstes daran schuld, daß die Bienen nicht genug Honig finden oder die gespritzten Bäume ablehnen – oder gar davon sterben?

Die Segnungen der Zivilisation sind groß; wer wollte leugnen, daß er ihre Vorteile liebt? Aber ihre Nachteile? Jeder beantworte sich diese ernste Frage selbst! Wichtige Aufgaben erwachsen den Regierungen sämtlicher Länder für die Gesundheit ihrer Völker aus solchen scheinbar unbedeutenden Dingen. Über dem politischen Schachspiel aber sollte niemals vergessen werden, daß über das Fortbestehen der Völker letzten Endes die Gesundheit entscheidet, auf deren Boden allein geistige und seelische Größe wachsen kann!

Wie wunderbar reiner Bienenhonig das Bedürfnis nach Zucker befriedigt, bestätigte mir kürzlich ein junges Mädchen, das in dem Internat einer nordamerikanischen Universität täglich Süßigkeiten aß und die beste Kundin eines Schokoladenautomats war, der gleich vor ihrer Zimmertür eine ständige Versuchung für sie war. Ihre von Geburt an nicht gerade guten Zähne wurden rapide brüchig und so schlecht, daß man dem Mädel für etliche Jahre später ohne weiteres ein Gebiß prophezeien konnte. Sie kehrte vor einiger Zeit ins Elternhaus zurück und wurde langsam wieder an täglichen Honiggenuß gewöhnt wie in ihrer Kindheit. Anfangs hatte sie immer noch einen Heißhunger auf Süßigkeiten; aber eines Tages war der zu ihrer eigenen Verwunderung restlos vorbei. Das »Zuckergleichgewicht« war wiederhergestellt.

Auch der spätere Fleisch- und Wurstgenuß ist zum großen Teil einfach Angelegenheit der Gewöhnung, die das Vorbild der Erwachsenen mit sich bringt. Viele Kinder haben von sich aus eine Abneigung gegen Fleisch, wenn der Eiweißbedarf durch Milch und Milchprodukte und/oder aus vegetabiler Quelle (Nüsse, Getreidebrei ...) ausreichend gedeckt wird.

Ich bot meinem Jungen, als er mit vier Jahren eine Zeit der Appetitlosigkeit durchmachte, versuchsweise Fleisch an, weil ich ihn nicht aus Fanatismus (der mir gänzlich fern liegt) etwa zum Vegetarier machen und feststellen wollte, ob ihm tierisches Eiweiß in Form von Fleisch fehlen könnte. Er nahm ein Stück Fleisch in den Mund, sah mich eine Weile unwillig von der Seite an, nahm es dann aus dem Mund und schleuderte es weit von sich auf den Boden. Ich bot ihm nie wieder Fleisch an, verbot ihm aber auch den Genuß niemals, und mein Sohn blieb freiwillig Vegetarier. Damals setzte ich ihn eine Woche lang auf Obst, bis er selbst wieder nach anderer Nahrung verlangte. Dann ließ ich ihn essen, was er haben wollte, ohne daß er zuviel aß oder etwas ihm Schädliches auswählte. Einen ähnlichen Fall erlebte ich später in meiner Praxis: Ein neunjähriges Mädel wurde mir von ihrer Mutter wegen Appetitmangels gebracht. Die Kleine war sehr mager und erklärte mir nur, es täte ihr gar nichts weh, aber sie möge nicht essen. Nach langer Unterhaltung mit dem Kind ergab sich, daß sie verschiedene Obstsorten sehr gern aß, aber gekochte Kost im Augenblick völlig ablehnte. Sie war glücklich, daß ich ganz auf sie einging und es sogar sehr gut fand, daß sie mal gar nicht mitessen wollte, was die »großen Leute« aßen. Ich riet ihr nun, eine Zeitlang nicht mit am Familientisch zu essen und dafür allein drei- bis viermal am Tage nach Belieben Obst zu essen.

Es ist erstaunlich, was Kinder für einen gesunden Instinkt haben, bis die Erwachsenen ihnen diesen durch falsche Erziehung totgeredet haben. Meine kleine Freundin kam nach etwa zehn Tagen wieder, hatte wieder Appetit und obendrein zwei Pfund an Gewicht zugenommen. Der Körper hatte inzwischen an Fremdstoffen abgebaut, was er loswerden wollte!

»Ein Kind muß essen, was auf den Tisch kommt!« – Wieviel Unsinn wird mit dieser erzieherischen Maßnahme getrieben, bei der sich der Erzieher oft mit heroischer Miene in die Brust wirft und dem Kind abends oder am nächsten Tage das abgelehnte Essen aufgewärmt hineinzwängt, oft nur um des Gefühls willen, sich dem Kind gegenüber durchgesetzt zu haben. Ein ausgesprochener Widerwille gegen gewisse Speisen bei sonst nicht verwöhnten Kindern zeigt aber oft, was ein Organismus nicht vertragen kann.

Was schädliche Gewöhnung anrichten kann, erlebte ich in erschreckender Weise bei einem Jungen von drei Jahren, der zusehends verfiel, obwohl der Arzt noch keinerlei organischen Schaden festzustellen vermochte. Die Mutter brachte den Kleinen, ein grenzenlos verwöhntes Einzelkind, eines Tages mit seinem Kindermädchen in großer Verzweiflung zu mir und beichtete gleich, was für furchtbare Eßgewohnheiten besonders der Vater in seiner »Liebe« bei dem armen Jungen hatte einreißen lassen.

Das Kind bekam alles, was es sah und haben wollte, undiszipliniert zu jeder Stunde und in jeder Menge: Kaffee, Fleisch, Wurst, Süßigkeiten, gefärbte Limonaden mit Eis (wie Coca Cola) usw., und wenn der Vater sein Bier trank, auch Bier!

Ich hatte also mit diesem eigensinnigen und temperamentvollen Jungen meine Not! »Ich habe Hunger!«, das war eine Kampfansage: Nichts von dem, was ich ihm vorsetzte, hatte er je gegessen; er wollte Huhn, Schinken, Weißbrot, Kaffee, Coca Cola, Eis und Schokolade. Nichts dergleichen war in meinem Eisschrank zu sehen, und mein kleiner Patient erklärte den Hungerstreik. Es half alles nichts, er ging ohne Abendbrot zu Bett.

Am nächsten Tag ging es genauso weiter. Obwohl das Kind mager und trotz seiner ständigen Überfütterung unterernährt war, sah ich mich zu seiner Rettung gezwungen, ihn zunächst einmal saftfasten zu lassen. Er wollte nach Hause, aber auch das ging nicht, denn ich hatte mit seiner Mutter vereinbart, daß sie ihn die ersten acht Tage nicht besuchen und sich nur telefonisch nach ihm erkundigen sollte, denn sonst wäre das Experiment nie geglückt.

Jeden Tag stellte das Kind kategorisch die gleichen Forderungen, und jedesmal gab es ein furchtbares Gebrüll, wenn ich hart blieb. Am dritten Fastentag fing er bereits früh morgens mit einer erstaunlichen Kraft an, zu brüllen – das dauerte fünf Stunden, in denen ich mit mir kämpfte, ob ich den Jungen nicht doch nach Hause zurückbringen sollte. Aber ich hielt durch.

»Ich habe Hunger!«

Nachdem er sich müde geschrieen hatte, brachte ich ihn liebevoll zu Bett und sagte zu ihm, er sollte jetzt erst mal lieb schlafen und nachher sollte er essen. Nach drei Stunden war ein Wunder geschehen: Er wachte mit freundlichem Lächeln auf und sagte: »Tante Anita, ich will jetzt alles tun, was du sagst.«

Die Situation war gerettet, und wir waren von nun an die besten Freunde. Wir aßen zusammen *Bircher Müesli*, Rohkost, Kartoffeln mit der Schale, selbstgebackenes Schwarzbrot, Honig, Sauermilch und ließen alles weg, was er bisher gewohnt gewesen war. Nach 14 Tagen war das Kind bereits vollkommen verwandelt: Es schlief herrlich, hatte frischere Farbe, normale Verdauung, hatte drei Pfund zugenommen und war anstatt eines übernervösen Kindes ein zufriedenes und glückliches Kerlchen.

Die Mutter war begeistert und besuchte mit ihm den früher behandelnden Arzt, der keine Ahnung hatte, daß der Kleine bei mir gelandet war.

»Was habt ihr denn mit dem Kind gemacht, das sieht ja fabelhaft aus?«

»Er ist im ›Instituto Thuringia‹ und wird diät ernährt. Was soll ich weiter mit ihm tun?«

»Ihn dort lassen!«

In einem Monat hatte der Kleine sieben Pfund zugenommen. Beim Abschied zählte er mit Begeisterung alles auf, was er zu Hause nun weiterhin essen wollte, und alles, was verboten war. Dann fügte er mit energischer Stimme hinzu: »Ahora te mandaré a mi papá para que le enseñes a comer bien!« (Nun werde ich dir meinen Papa schicken, damit du ihm richtiges Essen beibringst!) Für einige Zeit blieben die Eltern noch brav bei meiner Ernährung, aber langsam schlichen sich doch die alten Gewohnheiten wieder ein, die im Alter von drei Jahren die Gesundheit des Kindes schwer gefährdet hatten.

Im allgemeinen sind Kinder viel eher empfänglich für eine gesunde Lebensweise als ihre Eltern. Davon erlebte ich ein rührendes Beispiel: Ein achtjähriger Junge wurde mit einer Tuberkulose der Lymphknoten im Hals seit einem halben Jahr vergeblich von einem Arzt zum andern geschickt. Der letzte Arzt schnitt ihm die geschwollenen Knoten auf, und das arme Kind lief monatelang mit eiternden Wunden herum, bis es durch Empfehlung die Mutter zu mir geriet.

Der Kleine war intelligent und aufgeweckt und hatte nach seinem langen Leiden einen ungeheuren Willen zur Gesundung. Er nahm sofort willig meine strenge Rohkostkur an, obwohl seine Mutter ein kleines Lebensmittelgeschäft hatte, aus dem er sich nach Belieben jederzeit alles das holen konnte, was er nun nicht mehr essen und trinken sollte. Er selbst kam nachmittags nach der Schule pünktlich zu seinen Behandlungen und sorgte dafür, daß ihm zu Hause seine Diät richtig bereitet wurde. Nach anfänglich schweren Eiterungen war der Hals nach zweieinhalb Monaten sauber und gut verheilt. Mein kleiner Freund hatte mehrere Kilo zugenommen und konnte vollständig gesund wieder zur Schule gehen.

Bis die Kinder heranwachsen, sind sie durch unsere Zivilisation mit ihren großenteils entwerteten, gefärbten, gespritzten und konservierten Nahrungsmitteln (in Deutschland durch neue Lebensmittelgesetze teilweise zum Wohle der Bevölkerung verboten!), Süßigkeiten usw. in ihrer Gesundheit bereits so weit geschädigt, daß die beste Basis für die akuten und chronischen Krankheiten geschaffen ist, gegen die dann eine wahre Flut von Medikamenten eingesetzt wird, die leider nicht die wahre Ursache des Übels treffen oder beseitigen kann.

Bei einem Kapitel über Ernährung ist es schwer zu entscheiden, ob richtiger bei den Säuglingen oder aber bei den Erwachsenen angefangen werden sollte, deren Ernährung ja die Voraussetzung für die gesunde Nachkommenschaft bildet. Zum mindesten ist die Erziehung der Kinder aber das Wichtigste, denn sie haben später ja die Erziehung der nächsten Generation in der Hand.

Bücher über die verschiedenen Ernährungssysteme gibt es in Mengen, so daß der wirklich großenteils hervorragenden Literatur auf dem Gebiet kaum Wesentliches hinzugefügt zu werden braucht. Es gibt aber grundlegende Wahrheiten und Gesetze, die für alle Richtungen ihre Gültigkeit haben, bei deren Befolgung der Laie auf viele wissenschaftliche Einzelheiten ruhig verzichten darf, die den Ernährungsforschern vorbehalten bleiben und denen, die auch theoretisch gern tiefer in den Sinn der Dinge eindringen möchten. Es gibt so viele verschiedene Meinungen über Ernährungsfragen, daß es wahrscheinlich eine gewaltige Polemik geben würde, wenn man alle Forscher einmal zu einer Konferenz zusammenrufen würde, um eins der vielen Systeme als das einzig Wahre und Notwendige auswählen zu wollen.

Ich bekenne mich einerseits aus Idealismus, andererseits aber aufgrund langjähriger eigenster Erfahrung in Tausenden von Fällen zur Wiedererlangung und Erhaltung der Gesundheit zum

Vegetarismus. Aber auch da gehen die Meinungen auseinander: ob Eier erlaubt sind oder gar notwendig, ob Milch zu den natürlichen Nahrungsmitteln zählen soll oder nicht, ob Eiweißstoffe mit Kohlehydraten oder Früchte und rohes Gemüse verträglich sind usw. Das sind Dinge, die für jeden Organismus nach einer guten Beobachtung der jeweiligen Konstitution individuell entschieden werden sollten, weil es weniger prinzipielle Fragen sind, sondern von der Verdauungskraft der Patienten abhängt, die sehr verschieden ist. Aber über alledem gibt es Grundgesetze, die jeder Patient in jeder Ernährungsrichtung annehmen kann und beobachten sollte.

Die oberste Regel muß sein: *Immer mäßig essen!* Dagegen wird im Leben ohne jede Frage am meisten gesündigt. Dr. Malten pflegte seinen Patienten in seinen aufklärenden Vorträgen zu erzählen, als Gott die Welt geschaffen habe, sei jedem Menschen sein Berg Essen für die Erdenwanderung zugemessen worden; wer den schnell aufißt, muß früh sterben; wer recht sparsam damit umgeht, lebt lange! In diesem Scherz liegt tiefer Sinn. Ein Verdauungsapparat, der durch ein Übermaß an Essen Jahre und Jahrzehnte hindurch anormal belastet wird, hält das bei noch gesunder Konstitution zwar länger aus als bei einer bereits ererbten schlechten Veranlagung, so daß die eigene Gesundheit darum nicht gleich fühlbar unterminiert wird – aber die Folgen strahlen auf die nächste Generation aus, und der Grundsatz »Lieber lustig gelebt und früher gestorben« wirkt sich erst bei denen verhängnisvoll aus, für die jeder von uns die höchste Verantwortung tragen sollte.

Wieviel dürfen wir aber essen, ohne unserer Gesundheit zu schaden? Ganz widernatürlich ist es, die Frage des Patienten mit einer Liste der Nahrungsmittel zu beantworten, auf der für jedes einzelne das Maß oder die Grammzahl angegeben ist, wie das häufig bei Diätberatungen üblich ist. Ich verstehe, daß so etwas selbst dem größten Ernährungsfanatiker in kürzester Zeit zuwider werden muß.

Dieses Wiegen und Messen habe ich einmal des Interesses halber für einen Patienten nur eine Woche lang durchgeführt, weil mich ein befreundeter Arzt darum gebeten hatte, und hatte es dann restlos satt. Das kann den geduldigsten Menschen zum wahren Diätfeind machen!

Das naturbestimmte Sicherheitsventil bei der Nahrungsaufnahme haben wir in unserer Vernunft, wenn sie noch nicht verdorben ist. Wir müssen das, was in *unserer* Erziehung und an Gewöhnung in unserer Kindheit leider so häufig versäumt wurde, eben mit Selbstüberwindung wieder lernen und unserer Vernunft gehorchen, die uns immer den richtigen Weg weisen sollte. Bei *langsamem Essen* und *gründlichem Kauen* spüren wir, wann wir Schluß zu machen haben. Wir dürfen nicht so viel essen, daß wir uns bis oben hin voll fühlen; das richtige Sättigungsgefühl setzt eigentlich erst eine halbe Stunde nach dem Essen ein, wenn die Verdauungstätigkeit schon im Gange ist. Also sollte man tatsächlich besser »aufhören, wenn es am besten schmeckt«!

Einen solchen gesunden Instinkt besitzt jedes Tier, das noch nicht vom Menschen verdorben wurde. Daß wir selbst als Krone der Schöpfung dies Lauschen auf unsere Vernunft verloren haben, ist unser persönliches Pech, und dafür müssen wir leider bezahlen!

Ich wiederhole: Wir existieren nicht für uns allein, sondern sind Glieder einer ewigen Kette, deren einzelne Glieder gleich stark sein müssen, um ihre Haltbarkeit zu garantieren. Denn jede Kette ist im ganzen nur so stark wie ihr schwächstes Glied.

Könnten die Menschen, die sich bei undisziplinierten Eß- und Lebensgewohnheiten selbst für »vollkommen gesund« halten, nur einmal eine Röntgenaufnahme ihres Verdauungsapparates sehen, würden ihnen wahrscheinlich die Augen aufgehen über die Wahrheit meiner Behauptung, daß jedes Übermaß an Essen die Grundlage bildet für Magen- und Darmsenkungen, Magen- und Darmgeschwüre, Dünn- und Dickdarmentzündung (Kolitis), Durchfall, Verstopfung mit ihren Folgen, wie Kopfschmerzen, Migräne, Schlaflosigkeit, Nervosität, Asthma, Ekzem usw., kurz für alle erdenklichen Störungen im und durch den Verdauungsapparat.

Wir leben nicht, um zu essen, sondern wir essen, um zu leben! Die Mehrzahl der Menschen stirbt nicht vorzeitig durch Hunger, sondern durch übermäßiges und naturwidriges Essen. Allein das soziale Gewissen sollte die Menschheit bewegen, in unserer Zeit so großer Not in der ganzen Welt dies zu beherzigen und alles »Zuviel« denen zukommen zu lassen, deren Hunger gestillt werden muß, was wiederum segensreich dazu dienen kann, den sozial Bevorzugten ihre Gesundheit durch genügsameres Leben zu erhalten.

Es ist nicht die Quantität der Nahrung, die uns erhält, sondern die Qualität!

Was in der westlichen Hemisphäre an Überernährung geleistet wird, fehlt ganz gewiß in Afrika, Südamerika und in vielen östlichen Ländern, wo auf den einzelnen Menschen nur fünf Gramm Eiweiß täglich entfallen sollen. Hier ist also das entgegengesetzte Extrem von ebenso vitaler Bedeutung wie die westliche Überfütterung.

Das Problem der Übervölkerung der Erde bringt die Wissenschaft dazu, das Ernährungsproblem mit künstlichen Mitteln lösen zu wollen und eine Erhöhung der Lebensmittelproduktion zu erzwingen. Es wird gespritzt, um Schädlinge zu töten, der Erdboden in Wäldern und Feldern saugt sich voll mit Giftstoffen, mit DDT und seinen Derivaten, die im Tier- und Menschenkörper gespeichert und nicht wieder ausgeschieden werden; es sterben schädliche Insekten ebenso wie die lebenswichtigen für die Natur und für uns. Selbst Vögel sterben in erschreckendem Maße aus. So werden einerseits die schädlichen Tiere resistent, verändern ihre körperlichen Eigenschaften erstaunlich schnell, und andererseits entstehen neue gefährlichere Arten und Schädlinge.

Wohin führt dies alles? Und welche Folgen hat dies Spritzen mit immer stärkeren Mitteln für die menschliche Gesundheit? Antibiotika werden dem Mastfutter von Kühen und Schweinen zugesetzt. Es sterben dadurch bei der Aufzucht nicht mehr zehn Prozent wie früher, sondern die Tiere wachsen schneller, sind produktiver, die Kühe geben mehr Milch, die Hühner legen mehr und größere Eier. Das Fleisch muß eines Tages billiger werden; Hühnerfleisch ist in den USA schon erheblich im Preis gefallen und viel billiger als Rind- und Kalbfleisch. Auf vielen Hühnerfarmen der Welt werden den Küken, wenn sie noch ganz klein sind, die Schnäbel abgeschnitten, damit sie nicht mehr picken und sich gegenseitig nicht hacken können, weil sie zu Tausenden auf ganz kleinem Raum in Ställen zusammengepfercht leben müssen. Synthetische Nahrung ist viel billiger und lukrativer, und die Tierchen sind in kürzester Zeit mit künstlicher Ernährung und immer wieder neuen Injektionen wunderbar im Fleisch und schlachtreif.

Die Fütterung der Schlachttiere ist längst zu einer Wissenschaft geworden, die jeder Viehzüchter in- und auswendig kennen muß. In jedem Lebensalter sind andere Drogen notwendig. Die Hähnchen sollen baldigst geschlachtet werden, die Schweine sollen nicht mehr soviel Fett haben, die Kälber recht weißes Fleisch (einerlei ob sie durch enge Ställe, ohne jede Möglichkeit sich hinzulegen oder zu bewegen, schwer arthritisch und herzkrank werden), denn das leckere weiße Fleisch kostet ja erheblich mehr.

Aber rächt sich die heutzutage fehlende natürliche Auslese der gesündesten Tiere nicht auch allmählich an der Gesundheit der Menschen? Das sind alles Fragen an die wissenschaftliche Forschung, die offen und verantwortungsbewußt beantwortet werden müssen!

Die nächste wichtige Regel, die von mindestens 80 Prozent aller Menschen unbeachtet bleibt, ist: Langsam essen und gründlich kauen! Bitte versuchen Sie einmal, einen Löffel voll rohen, über Nacht eingeweichten Vollreis 100mal zu kauen und so einzuspeicheln, daß er breiförmig heruntergeschluckt werden kann. *So* gekaute Nahrung bekommt selbst jedem Magenkranken und macht ihn gesund.

Aber wer hat denn Zeit zu langsamem Essen? In unserer Zeit, wo jeder Tag immer noch 24 Stunden hat wie vor Jahrhunderten; wo jeder Mensch täglich diese 24 Stunden zur Verfügung hat, um sie auf Arbeit, Zerstreuung und Ruhe zu verteilen, hat kaum noch jemand Zeit für sich. In einem »Kneipp-Blatt« las ich ein Gedicht, dessen Verfasser nicht angegeben war, von dem ich zwei Verse anführe, weil sie so treffend zu dem Zeitproblem unseres Jahrhunderts passen:

Wir haben keine Zeit mehr für das Innenleben
und keine Stunde übrig für Gemütlichkeit.
Wir haben kaum noch Zeit, die Hände uns zu geben,
und der Refrain des Tages lautet: *keine Zeit*!

Wir jagen rastlos über unbegrenzte Straßen
und haben nicht mal Zeit mehr zur Zufriedenheit.
Wir haben nur, und zwar auch dies gezwungenermaßen,
grad' für das Sterben noch ein Viertelstündchen Zeit!

Dabei tut die Technik alles, um uns Zeit zu ersparen: die Flug-
zeuge, die Autos, die Eisenbahn – und bald wird sich jeder nach
Belieben auf einen andern Planeten schießen lassen –, alles rast
durch die Welt, um die Zeit, die gebraucht wird, um Entfernungen zurückzulegen, zu verkürzen. Aber der Mensch gewinnt damit keine »Zeit«. Er nimmt sich immer mehr vor, seine Nerven
werden zum Zerreißen gespannt, und die Zeit reicht trotz aller
Mechanisierung des Lebens nie aus, nicht einmal zum ruhigen
Essen.

Die Automaten und Schnellimbißlokale wachsen in den Großstädten wie die Pilze aus der Erde: auf großen Bahnhöfen, wo
man stehend am ungedeckten Tisch – oder auch einfach aus der
Hand auf den Bahnsteigen – preiswert ein »Blitzessen« zu sich
nehmen kann. Die Angestellten bleiben um die Mittagszeit wegen
der weiten Heimwege in der Stadt, essen schnell ihr Butterbrot
oder ihr warmes Essen im überfüllten Restaurant, wo einer un-
geduldig wartet, daß der andere ihm Platz macht. Es wird viel ge-
redet und wenig gekaut, letzteres wäre die wichtigste Vorberei-
tung für den weiteren guten Verlauf der Verdauung, deren erster
Drüsensaft der Speichel sein muß.

Ich rate meinen Patienten oft, besonders wenn es sich um korpulente oder auch ganz magere Leute handelt, einmal bewußt nur
die Hälfte von ihrer sonstigen Durchschnittsquantität zu essen,
aber mit der Uhr daneben in der gleichen Zeit, in der sie früher
das Doppelte aßen, und dabei ehrlich zu beobachten, ob sie bei
der geringen Menge etwa ausgesprochen hungrig bleiben, denn

das müßte ja der Fall sein, wenn sie wirklich zuwenig gegessen hätten. Ehrliche Patienten bestätigen mir oft nach dem ersten Versuch bereits das Gegenteil: Das langsame Kauen und gute Einspeicheln macht einerseits das Essen mit absoluter Sicherheit bekömmlicher – das zeigt sich natürlich erst nach einigen Stunden bei fortgeschrittener Verdauung –, und andererseits tritt während des langsamen Essens das gesunde Sättigungsgefühl eher ein als beim Runterschlingen, das den armen Magen gewaltsam vollstopft und sehr bald ein unangenehmes Völlegefühl mit allen seinen Nebenerscheinungen, wie bleierne Müdigkeit, erschwertes Atmen usw., bewirkt.

Eine schlechte Angewohnheit, die sich namentlich in Lokalen mit dem Verschlingen des Essens paart, ist das Trinken von eisgekühlten Getränken. Zu heißem Essen eiskalte Getränke – die armen Magenschleimhäute! Da braucht man sich über Magenkatarrh, -geschwüre oder auch schlimmere Krankheiten nicht zu wundern, ganz abgesehen davon, daß durch die Flüssigkeit die Verdauungssäfte verdünnt werden, die wir in konzentrierter Form für einen normalen Verdauungsprozeß nötig haben.

Kürzlich wollte ein 17jähriges Mädel wegen ihrer unreinen Haut ultraviolett bei mir bestrahlt werden. Ihre Verdauung war angeblich sehr gut, und sie wollte nur aus Eitelkeit gern ihre unreine Haut auf Gesicht und Rücken loswerden. Ich versuchte, ihr klarzumachen, daß die Ursache in ihrem unreinen Blut läge und es daher notwendig wäre, ihre Ernährungsweise zu reformieren. Es stellte sich heraus, daß das Mädel nicht drei-, vier- oder fünfmal am Tage aß, sondern einfach den ganzen Tag unausgesetzt irgend etwas knabberte.

Es kostet oft große Mühe, den Menschen begreiflich zu machen, daß der Magen einerseits eine bestimmte Zeit zur Verarbeitung der aufgenommenen Nahrung braucht und daß man ihm andererseits über diese Arbeitszeit hinaus auch noch etwas Ruhe gönnen sollte. Was aber zuviel und in kurzen Abständen gegessen wird, schadet uns sogar dann, wenn es an sich gesunde Nahrungsmittel sind. Für eine ordnungsmäßige Verdauungsarbeit muß eine Pause von fünf bis sechs Stunden zwischen den Hauptmahlzeiten gelassen werden. Höchstens sollte man in der Zwischenzeit mal einen frischen, rohen Saft oder etwas Obst genießen, soweit es sich nicht um körperlich arbeitende Menschen handelt, die einen schnelleren Verbrennungsprozeß und dadurch oft das Bedürfnis nach einer kleinen Zwischenmahlzeit haben, die aber bei Menschen mit mehr sitzender Lebensweise meistens nur Angewohnheit geworden ist.

Diese Genuß-Zwischenmahlzeiten sind mir in der Nachkriegszeit in Deutschland besonders aufgefallen. Es ist menschlich nur allzu verständlich, daß nach den Hungerjahren alles »Gute« (?), das in jedem dritten Geschäft nun endlich wieder ohne Marken angeboten wurde, mit wahrem Heißhunger verschlungen wurde. Das bezieht sich ganz besonders auf Süßigkeiten. Cafés und Konditoreien sind zu jeder Tageszeit überfüllt. Es gehen einem die Augen über vor all den künstlerisch verzierten Herrlichkeiten, die zwischen den Mahlzeiten verzehrt werden und in den wenigen Jahren aus ausgezehrten Gestalten wieder wohlbeleibte Menschen mit ungesundem Übergewicht gemacht haben. Solange solche Kuchenschlachten eine Ausnahme bei festlichen Gelegenheiten bleiben, ist alles halb so schlimm, aber vor den gewohnheitsmäßigen Kaffeemahlzeiten mit Kuchen kann gar nicht genug gewarnt werden.

Wenn wir uns diese Grundregeln, mäßig und langsam essen (dabei nicht zuviel Verschiedenes durcheinander essen), gründlich kauen und genügend Zeit zwischen den Mahlzeiten lassen, zur Gewohnheit machen, können wir im Krankheitsfall wahrscheinlich mit irgendeinem der anerkannten Ernährungssysteme wieder gesund werden, ohne deshalb in fanatische Übertreibungen verfallen zu müssen.

Dazu neigen gewiß viele Lebensreformer, ohne sich selbst darüber klar zu werden. In ihrer Ungeduld, die verlorene Gesundheit wiederzuerlangen, wechseln sie oft von einem Ernährungssystem zum andern, verzweifelt, nicht zum ersehnten Ziel zu gelangen, weil sie nie bedacht haben, auf die obigen Grundregeln zu achten, deren Befolgung unsere Gesundheit fördert und erhält.

Ein erschütterndes Beispiel von mütterlichem Unverstand erlebte ich bei einem vierjährigen Mädchen, das ich mit elf Monaten wegen Kinderlähmung behandelt hatte und das nun erneut mit Wachstumsstörungen zu mir gebracht wurde. Ich erfuhr, daß die Kleine außer der hier üblichen Ernährung (Kaffee mit Milch, Weißbrot, Ei, Fleisch, Fisch, gebratene Bananen, weißer geschälter Reis, rote getrocknete Bohnen, viel Süßigkeiten, wenig Obst und noch weniger Gemüse, gefärbte Eisgetränke, Eis am Stiel) am Tage zehn Flaschen abgekochte Milch von je einem viertel Liter eiskalt herunterstürzte wie Wasser, wann es ihr gerade gefiel. Trotz oder gerade wegen dieser sinnlosen Überfütterung hatte das Kind eine ungesunde, fahle Gesichtsfarbe und war von einer furchtbaren Nervosität. Als ich der Mutter einen vernünftigen Kostplan mit vollwertigen Nahrungsmitteln machen wollte, erklärte sie in Gegenwart der Kleinen: »Das mag sie alles nicht!« Es wird also bei dem Willen des verzogenen Kindes bleiben, und ich bin machtlos.

Ohne bei unserer Betrachtung diskutieren zu wollen, ob unbedingt jeder Mensch ganz auf Fleischkost verzichten sollte oder nicht, kann aus tausendfacher Beobachtung bestätigt werden, daß Kranke schneller und sicherer gesunden, wenn sie Fleisch, Fisch und Eier aus ihrer Ernährung streichen, um alle angesammelten Fremdstoffe im Körper abzubauen. Wie steht es aber heute, in unserer fortgeschrittenen Zeit, mit der Ernährung der Kranken? Immer noch stehen Mehlsüppchen, eine kräftige Hühnerbrühe mit Ei und Breie hoch im Kurs und gelten als die am leichtesten verdaulichen Nahrungsmittel.

Wir brauchen nur unsere größten Ernährungsforscher zu befragen und hören die einstimmige Antwort trotz so vieler kleiner Meinungsverschiedenheiten, die am Wesentlichen gar nichts ändern, nämlich daß wir die Nahrung so natürlich wie möglich belassen sollten, damit unser Verdauungssystem sie in einfachste Bausteine zerlegen kann, die in flüssiger Form in den Körper aufgenommen werden.

Die Pflanze bietet uns durch ihre Metamorphose (chemische Umwandlung) aller im Erdreich enthaltenen Stoffe unsere Nahrungsmittel in einer Form, in der sie von unserer eigenen chemischen Fabrik unsern Bedürfnissen weiterhin angepaßt werden können. Dieser Prozeß in unserem chemischen Labor, das als Schöpfung des weisen Weltgeistes dem von menschlichem Verstand erdachten noch weit überlegen ist, ist uns als »Verdauung« bekannt, und jeder Laie weiß ohne lange wissenschaftliche Erläuterungen, daß Verdauung nichts anderes ist als ein Aufschließungsprozeß, von dem allein Gesundheit oder Krankheit des Menschen abhängt. Diese ewige Verstoffwechselung alles Lebendigen stellt den Lebensprozeß überhaupt dar.

Viele Lebensmittel in rohem, natürlichem Zustand können vom Körper gut aufgeschlüsselt werden; werden sie dagegen gekocht, gebraten oder mit chemischen Mitteln gefärbt und konserviert, wird dieser natürliche Verdauungsprozeß verzögert. Da aber unser Verdauungsapparat die Aufgabe hat, ein Leben lang alle aufgenommene Nahrung in ihre Bestandteile zu zerlegen, so daß die Bausteine für unsern Organismus in flüssiger Form durch die Lymphe/das Blut bis zu den letzten Zellen getragen werden können, ist es das Logischste und Einfachste von der Welt, daß eine Nahrung, die künstlich am Verdauungsprozeß gehindert wird, unser Verdauungssystem belasten muß. Also sollten wir täglich rohe Nahrung neben gekochter Kost zu uns nehmen!

Damit werden alle bis vor gar nicht sehr langer Zeit herrschenden Ansichten über die Verdaulichkeit der Nahrung über den Haufen geworfen. Weil das Einspeicheln durch gründliches Kauen aber bei unserer Generation, die durch das Dasein hetzt, immer mehr in den Hintergrund tritt, müssen immer mehr Fermente (Enzyme) von außen in konzentrierter Form den Menschen zugeführt werden, um einen normalen Verdauungsprozeß zu erzwingen.

Entscheidend ist immer nur unsere Fähigkeit, die aufgenommenen Speisen zu verdauen, das heißt aufzuschließen, und dem Blut die so unserem Organismus angepaßten Nährstoffe zu liefern. Darum wiederhole ich:

Der Mensch lebt nicht von dem, was er ißt,
sondern von dem, was er verdauen kann!

Es muß das Bestreben jeder erfolgreichen Krankenbehandlung sein, die Verdauung durch eine individuell angepaßte vollwertige Nahrung zu bessern und zu normalisieren. Daß dies durch eine in ihrer natürlichen Ganzheit belassene, also großenteils rohe Nahrung (Obst, Gemüse, Körnerfrüchte) zu erreichen ist, haben die Forschungsergebnisse der letzten 50 Jahre zur Genüge bewiesen.

Aber auch 50 Jahre sind noch nicht genug Zeit, um so revolutionäre Ideen durchzusetzen, zumal ja bei einer solchen Kost auf manchen liebgewordenen Genuß verzichtet werden oder man auch damit rechnen muß, als »verrückter Vegetarier« oder Rohköstler verspottet zu werden. Aber das gibt sich mit der Zeit! Es ist auch nicht mehr halb so schlimm mit solchem Spott wie vor einigen Jahrzehnten, wo man sich allgemein unter Vegetariern nur verschrobene, lebensunlustige alte Jungfern (die ja fast ausgestorben sind) oder bleichsüchtige, engbrüstige und wunderliche Männer vorstellte!

Heute braucht selbst ein fanatischer Fleischesser in einer Großstadt nur einmal in ein vegetarisches Restaurant zu gehen, und er wird sich davon überzeugen, daß kaum ein Platz zu finden ist unter Hunderten von Alten und Jungen, Kranken und Gesunden, die da mit großem Genuß ihr gut und schmackhaft zubereitetes Essen ohne Fleisch verzehren, dazu eventuell ein Glas Joghurt oder Buttermilch. Außerdem hat mittlerweile fast jedes gute Restaurant mindestens ein vegetarisches Gericht anzubieten.

Nach Professor Kollaths interessanten Laborversuchen kommt in einer vollwertigen Nahrung nun gerade der Rohkost besondere Bedeutung für unsern Dickdarm zu. Sie regt die Tätigkeit der Verdauungsdrüsen an – darum soll sie auch am Anfang der Mahlzeit genossen werden – und erspart damit der Milz die Aufgabe, bei jedem Essen von gekochter Kost eilig im Dickdarm ein ganzes Heer von ihren Leukozythen an der Darmschleimhaut aufzubauen, um diese gegen eine Invasion von allen möglichen schädlichen Bakterien zu schützen. Es kann leicht passieren, daß bei undisziplinierten Essern, die am Tage nicht nur drei bis fünf Mahlzeiten, sondern alle Augenblick irgend etwas zu sich nehmen, der Leukozythenvorrat so weit erschöpft ist, daß sie in dringenden Krankheitsfällen, wie Grippe, Lungenentzündung, Wundinfektionen etc., nicht mehr in genügender Menge verfügbar sind. Dann aber ist der Patient in höchster Not und oft nur noch durch Penicillin oder andere Antibiotika zu retten (mit den leider nur allzu bekannten schädlichen Nebenerscheinungen und Folgen!).

Essen wir dagegen zu Beginn jeder Mahlzeit etwas rohes Obst und Gemüse, braucht unser Dickdarm keine Leukozythen zum Schutz seiner empfindlichen Schleimhäute, weil die Rohkost eine Darmflora schafft, die mit ihrem Sauerstoffreichtum allen unnatürlichen Zersetzungsprozessen entgegenwirkt und einen normalen Abbau unserer Nahrung garantiert. Auf diese Weise bleibt also unser Leukozythenheer intakt und stets in genügender Menge verfügungsbereit, so daß wir keine Invasionsgefahr zu fürchten haben, mit der wir nicht aus eigener Kraft in natürlicher Abwehr fertigwerden könnten.

Aber neben diesen rein chemischen Vorgängen gibt es noch Dinge, die nicht mikroskopisch festgestellt oder im Reagenzglas gemessen werden können: Es sind »kosmische Vibrationen«, die sich in geheimnisvoller Weise dem größten Wunderwerk Gottes, unserm Körperzellenstaat, mitteilen und den täglichen Auf- und Abbau dieser Millionen von kleinen Weltsystemen dirigieren, dessen wir uns nicht einmal bewußt werden, den wir höchstens in gläubiger Hingabe an den Weltgeist dankbar ahnen können. Natürlich läßt sich vieles von den Wirkungen roher, gottgegebener Nahrung auch wissenschaftlich beweisen, wie zum Beispiel die Erhöhung des Sauerstoffgehaltes im menschlichen Blut, der allein durch Atmung – besonders in kritischen Krankheitsfällen – nicht auf der erforderlichen Höhe gehalten werden kann.

Auf die große Bedeutung des richtigen Atmens einzugehen, würde allein ein halbes Buch in Anspruch nehmen. Es ist traurig, daß unsere hyperzivilisierte Menschheit in Großstädten mit verpesteter Luft durch Autogase und Industrieanlagen kaum noch reine Luft einatmen kann. Auch das tiefe Atmen wird mit der Zeit immer mehr verlernt, soweit die Menschen nicht in Gymnastikkursen durch Atemübungen neu erleben, wie sehr wir von unserm Atem abhängen und was alles sich dadurch bessern und heilen läßt.

Welche lebenswichtige Bedeutung aber der Sauerstoffgehalt des Blutes hat, wissen wir durch den deutschen Forscher und Arzt Dr. Otto Warburg, der in langjährigen Versuchen feststellen konnte, daß das gesunde Wachstum der Zellen direkt von dem Sauerstoffquotienten des Blutes abhängig ist, daß dagegen bei starker Verminderung des Blutsauerstoffgehaltes das normale Wachstum der Zellen plötzlich eine Änderung erfährt und in gefährlicher Weise entartet, so daß Krebs entsteht.

Wie nun Rohkost bei jeder Krankheit ein wichtiger Heilfaktor sein kann, so auch bei der gefürchtetsten Krankheit unserer Zeit – dem Krebs. Für die moderne Medizin sollte es der Mühe wert sein, diese Wirkung gründlichst zu studieren, die als Erfahrungstherapie immer noch nicht genügend oder gar nicht beachtet wird. Hören wir zwei sehr interessante Fälle, die von der offiziellen Medizin ganz klar als Krebs diagnostiziert wurden.

Eine Patientin, die bereits in jungen Jahren an Leukämie litt, erkrankte in ihren 40er Jahren an Gebärmutterkrebs, wurde auch operiert, aber keineswegs »geheilt«, so daß sie nach erneutem Krebswachstum als unoperierbar von den behandelnden Ärzten aufgegeben wurde. Die Kranke, die stets zu natürlicher und vegetarischer Kost geneigt hatte, beschloß auf eigene Verantwortung, nur noch von Rohkost zu leben. Sie wurde vom Arzt gewarnt, daß sie bei solcher Kost im besten Falle noch wenige Wochen weiterleben würde. Da die Patientin aber mit ihrem Krebs ohnehin nur noch eine ganz kurze Lebensdauer vor sich haben sollte, machte diese ärztliche Warnung keinen Eindruck mehr auf sie, und sie blieb bei ihrer neuen Ernährungsweise.

Die Voraussage des Arztes schien sich anfangs erfüllen zu sollen: Nach 14 Tagen befand sich die Kranke in einer Krisis, die das stündliche Ableben erwarten ließ. Aber sie überstand diese wider Erwarten. Es trat eine allmähliche Besserung ihres Zustandes ein, und die Ärzte mußten zu ihrer größten Verwunderung feststellen, daß das Krebswachstum allmählich zurückging, bis nach längerer Zeit nur noch Narben der früheren Krebsgeschwulst zu konstatieren waren und die Patientin immer noch am Leben war. Nach Jahren hatte sie dann die sehr anstrengende Pflege ihrer alten

Mutter zu übernehmen, bei der sie Tag und Nacht nicht zu der unbedingt nötigen Ruhe kam. Sie kochte selbst für ihre kranke Mutter, hatte für ihre eigene Pflege weder Sinn noch Zeit und begann in langsam ansteigendem Maße wieder, zu einer vorwiegend gekochten Kost überzugehen. Der Krebs begann nun sofort bei der durch ständige Übermüdung herabgesetzten Widerstandskraft sein vollkommen zurückgehaltenes Wachstum von neuem, und ein halbes Jahr nach dem Tod der alten Mutter folgte sie ihr in der Mitte ihrer 50er Jahre nach.

Einen ähnlich interessanten Fall erzählte mir ein Freund, bei dem etwa im Alter von 40 Jahren eine bösartige Geschwulst auf der Brust festgestellt wurde. Es wurde ihm geraten, auf einer Insel in Südfrankreich eine mehrmonatige Kur zu machen, und zwar bewegten sich dort alle anwesenden Kranken bei jedem Wind und Wetter vollständig unbekleidet und lebten ausschließlich von Rohkost. Nach drei Monaten war die Geschwulst verschwunden, und ich traf den Freund mehrere Jahre nach dieser Heilung augenscheinlich bei bester Gesundheit, obwohl er absolut keine strenge Diät mehr hielt.

Die interessanteste Krebsgeschichte ist die von Frau F., die 50 Jahre alt war und in Kalifornien lebte:

Frau F. hatte Magenkrebs und sollte nach Ansicht verschiedener Ärzte in ein bis zwei Wochen sterben, denn sie sei nach langer vergeblicher Behandlung unheilbar. Sie wog 76 Pfund und sah aus wie ein Skelett und uralt; sie spuckte Blut und konnte keinerlei Nahrung mehr bei sich behalten, nicht einmal Wasser. Eine deutsche Ärztin für Naturheilverfahren, die gerade zu Besuch in M. war, wurde ihr sehr empfohlen und zu der Kranken gebeten. Die Ärztin gab ihr täglich mehrmals in Abständen jeweils ein halbes Tropfgläschen voll rohen Möhrensaft, allmählich einen Teelöffel voll, nach einigen Tagen ein Schnapsgläschen voll. Sie behielt den Saft bei sich. Die Menge wurde langsam erhöht, bis die Kranke nach einiger Zeit in kleinen Schlucken einen viertel Liter Saft vertragen konnte.

Nach wenigen Wochen trat eine ernste Krise ein. »Don't worry about it« (Machen Sie sich keine Sorgen), sagte ihre Ärztin. Frau

F. überstand die Krise. Allmählich trank sie vier bis sechs Gläser Möhrensaft, ohne andere Nahrung zu sich zu nehmen, bis sie 12 bis 14 Liter in einer Woche erreichte. Sie wurde gesund und setzte von nun an ihr ganzes Leben dafür ein, nach anfänglichem Ankauf von Riesenmengen Möhren und späterem Anbau auf eigenem Gelände, frisch gepreßten Saft an Kranke und Gesunde in kleinen und großen Fässern zu verkaufen. Ihr eigenes Gewicht betrug zehn Jahre nach dieser wunderbaren Heilung wie in früheren Zeiten etwa 60 Kilo.

Eine amerikanische Krankenschwester in Long Beach, die in einem Hospital arbeitete und mit einem inoperablen Krebs nach Ansicht der Ärzte höchstens noch zwei bis drei Monate zu leben hatte, hörte von Frau F. und reiste zu ihr. Sie trank ebenfalls den Möhrensaft für lange Zeit, bis auch sie total geheilt war und wieder voll arbeiten konnte.

Der amerikanische Arzt Dr. Henry G. Bieler schrieb das Buch *Richtige Ernährung – deine beste Medizin*. Er schreibt dem Genuß von Pampelmusensaft die gleichen Heilwirkungen zu.

Noch von einem Krebsfall möchte ich berichten, der viele Leser interessieren dürfte und mir ausführlich geschildert wurde.

Bei Frau M. wurde im November 1966 von zwei bedeutenden Krebsspezialisten in Deutschland einstimmig eine eigroße Krebsgeschwulst in der Gebärmutter diagnostiziert, die ihrer Ansicht nach sofort operiert werden müsse. Frau M., erst 34 Jahre alt und Mutter von zwei Kindern, lehnte eine Totaloperation ab, nahm aber auf Anraten der Ärzte Kobaltbestrahlungen, von denen sie nach sechs Behandlungen so völlig erschöpft war, daß sie diese sofort abbrach. Sie las mein Buch und richtete sich genau nach meinen Diätvorschriften sowie nach den Anweisungen über Andampfungen des Unterleibes und der Kuhneschen Reibesitzbäder. Sie litt an einem furchtbaren Ausfluß und war oft verzweifelt; aber eine Freundin sprach ihr immer wieder neuen Mut zu, und Frau M. blieb tapfer bei ihren täglichen Bädern. Erst nach sechs Monaten wurde eine Schrumpfung des Tumors festgestellt, und eine Untersuchung am 4. September 1967 ergab, daß der Tumor verschwunden und Frau M. geheilt war. Die Patientin machte aber freiwillig ihre Dampf- und Kaltbäder weiter. Ende Januar 1968 stellten sich plötzlich starke wehenartige Schmerzen ein, und es ging ein handtellergroßer braunroter Blutfetzen ab. Der herbeigerufene Arzt überführte die Kranke sofort in ein Krankenhaus, und nach einer Ausschabung wurde alles zur bakteriologischen Untersuchung in ein Münchener Krebsinstitut geschickt. Ergebnis: Der ausgestoßene »Blutfetzen« war der Rest eines Gebärmutterkrebses, und das nachfließende Blut war »krebsfrei«.

Frau M., die auch heute noch ihre Bäder fortsetzt, ist ruhig und fröhlich, sieht sehr gesund aus und hat keinerlei Beschwerden mehr. Sie führt ihren Haushalt für Mann und Kinder völlig allein und arbeitet außerdem im Geschäft ihres Mannes mit.

Ein weiteres Zeugnis ging mir von Frau S., 28 Jahre alt, zu, deren Fall zwar nicht offiziell als Krebs diagnostiziert wurde, deren Heilung aber trotzdem nicht weniger interessant und wichtig ist:

Frau S. erfuhr im Februar 1968 nach zweimaligem Besuch bei ihrem Frauenarzt, daß ein pampelmusengroßes Myom um ihre Gebärmutter angewachsen sei und die Gebärmutter bei der Untersuchung nicht getastet werden konnte. Nur eine sofortige Operation könne sie von diesem Myom befreien, allerdings mit der Aussicht, wahrscheinlich keine Kinder bekommen zu können. Frau S. lehnte darauf die Operation ab. Als sie im Juni 1968 von Kuhneschen Reibesitzbädern und Unterleibsdampfbädern durch mein Buch erfuhr, begann sie sofort mit dieser Behandlung und fast ausschließlich roher vegetarischer Diät. Außerdem bekam sie zur Stärkung ihres Allgemeinzustandes Spritzen von einer Heilpraktikerin. Sie ging viel spazieren und führte ihre Behandlung bis Dezember 1968 strikt durch. Bei der erneuten Kontrolluntersuchung des gleichen Frauenarztes erklärte dieser überrascht, das Myom sei total verschwunden und sie sei vollständig geheilt. Das sei ein Wunder! Sie wurde nicht nach der inzwischen durchgeführten Behandlung gefragt. Die Behandlung mit Diät (wenn auch nicht mehr so streng) und Kuhnebädern wird fortgesetzt.

Nach diesem Intermezzo über einige segensreiche Erfolge der Naturheilkunde kehren wir zurück zur Rohkost, die auch anderen Krankheiten in meiner Praxis zur Lebensrettung und Heilkost werden konnte.

An einem Sonnabend, spät, als nirgends ein Arzt aufzutreiben war, bat man mich, nach einer angeblich Sterbenden zu sehen. Ich erklärte mich bereit, bei der Kranken zu bleiben, bis ein Arzt gefunden war, und fand in dem Hause etwa 40 Freunde und Verwandte vor, die bereits vorher schon mit einem gräßlichen Wehgeschrei die zukünftige Tote beweinten. Ich redete ihnen gut zu und schickte sie bis auf zwei vernünftige Frauen nach Hause.

In dem kleinen Krankenzimmer war bei geschlossenen Fenstern in unserer Tropenhitze eine Luft zum Ersticken! Ich machte zunächst einmal die Fenster auf und versuchte, mir ein Bild zu machen, was dieser bis dahin angeblich »kerngesunden« Frau passiert sein könnte. Ich kam zu dem Resultat, daß es sich um einen Darmverschluß handeln mußte. Die Frau lag mit verdrehten Augen, blauen Fingernägeln und Lippen in ihren sich etwa alle fünf Minuten wiederholenden Krämpfen. Ich wollte bis zur Ankunft des Arztes die Zeit nicht ungenützt verstreichen lassen, machte der Kranken kalte Beinwickel und träufelte ihr ab und zu in die halbgeöffneten Lippen etwas Knoblauchtinktur. Plötzlich kam mir die Idee, eine große Zwiebel durchzuschneiden und ihr diese ständig unter die Nase zu halten. Die Krämpfe wurden bereits nach wenigen Minuten zusehends schwächer und die Pausen länger. Nach etwa einer Stunde kam ein Arzt und stellte bei seiner Untersuchung den Ausfall von verschiedenen Reflexen fest.

„Da können Sie mit Bädern und Diät natürlich gar nichts machen«, sagte er zu mir auf Deutsch, »es handelt sich hier um eine schwere Epilepsie, die sehr spät ausgebrochen und unheilbar ist. Es bleibt nichts weiter übrig als eine längere Behandlung mit Beruhigungsmitteln.«

Ich behielt meine Meinung für mich, blieb auf die Bitte der Familie noch eine Zeitlang bei der Kranken, die noch immer bewußtlos dalag, und setzte meine Behandlung fort. Die Krämpfe wurden immer seltener, die Lippen und Nägel verloren allmählich ihre blaue Färbung. Plötzlich wurde die Patientin unruhig, fing an zu würgen, und einige Augenblicke später erbrach sie große

Mengen eines schlecht gekauten und nicht verdauten Schweinekoteletts, das sie abends um 9 Uhr gegessen hatte.

Ich konnte die aufgeregte Familie beruhigen und ihnen versichern, daß es sich nicht um Epilepsie handelte!

Für den nächsten Morgen verordnete ich zunächst einen Darmeinlauf, Kamillentee, und ich selbst brachte ihr drei Tage hintereinander morgens in aller Frühe frisch ausgepreßten Wurzel- und Rettichsaft, nach dessen Genuß die Kranke jedesmal sofort dicke grüne Galle erbrach. Von Epilepsie war allerdings keine Rede, und die Patientin besuchte mich wenige Tage später, um sich bei mir für ihre Lebensrettung zu bedanken. Eine anschließende Rohkostkur stellte sie in kurzer Zeit vollständig wieder her.

Rohkost ist Heilkost, aber gewohnheitsmäßig einleitend zu jeder Mahlzeit Früchte oder rohe Gemüse zu genießen heißt, unseren Dickdarm vor Infektionen zu bewahren und seine gesunde Bakterienflora erhalten zu helfen!

Diese Fälle haben mir sehr zu denken gegeben, und ich möchte daraus schließen, daß rohe Nahrung durch ihre kosmischen Vibrationen (deren Wirkung ja zum Beispiel bei der Anwendung von homöopathischen Mitteln in höchsten Verdünnungen alle Schulweisheit in den Schatten stellt) die geschilderten Wunderwirkungen vollbringen kann.

Alles das hat mit Fanatismus nicht das geringste zu tun. Es sind Tatsachen: Der moderne Mensch ißt und trinkt zuviel, er sitzt zuviel und läuft zuwenig. Er hält sich zuviel in schlechter, meistens mit Tabakqualm durchsetzer Luft auf und atmet ungenügend, er raucht zuviel usw.

In Bad Wörishofen hing im vorigen Jahr in der größten Apotheke ein Plakat mit der Aufschrift:

Sie leben zu gut,
Sie essen zu reichlich, Sie essen zu fett,
Sie essen zu heiß, Sie essen zu kalt.
Sie trinken zuviel, Sie trinken zu heiß,
Sie trinken zu kalt, Sie trinken zu scharf.

Ja – es ist wirklich vieles zu beachten, was durch Unkenntnis, falsche Erziehung, Gewohnheit, Trägheit selbstverständlich in unserer Lebensweise geworden ist und langsam, aber sicher unsere Gesundheit untergräbt. Und dabei ist eine Umstellung oft gar nicht so schwer, wie man anfangs fürchtet. Das größte Hindernis liegt immer nur in uns selbst, in unserer Gedankenwelt, die uns die Vorteile liebgewordener, aber leider schädlicher Gewohnheiten und Genüsse vorgaukelt. Machen wir also auf dem Gebiet der Ernährung einmal mutig aus dem harten Soll ein freudiges »Ich will«, und wir werden ganz gewiß bald vielfältig belohnt!

Im Anschluß an dieses »Hohelied« auf die Heilwirkungen der Rohkost sei besonders auf ein Nahrungsmittel hingewiesen, das auf keinem Mittagstisch fehlen sollte:

Das Sauerkraut

Wenn ich meinen europäischen Patienten Sauerkraut empfehle, die es gewöhnlich seit ihrer Kindheit kennen, so erzählen sie mir oft lachend, daß sie beim Einkauf von Sauerkraut meistens auf dem Nachhauseweg schon einen Teil davon mit größtem Genuß roh aufgefuttert hätten. Was für einen gesunden Instinkt haben doch viele Kinder noch!

Hören wir einmal, welche Eigenschaften dieses in aller Herren Länder und in allen Sprachen als »Sauerkraut« bekannte Wundernahrungsmittel besitzt. Es ist durch den säuernden Gärungsprozeß vorverdaut, wird auch von magenschwachen Personen gut vertragen (vielleicht oft anfangs besser in Form von Saft!) und regt durch seinen Gehalt an Zellulose und der überaus wichtigen Milchsäure, über die wir anschließend hören werden, Appetit und Verdauung an. Dagegen sind in gekochtem Zustand fast alle Kohlarten – schon allein durch die Art der Zubereitung – schwer verdaulich und wirken blähend.

Das rohe Sauerkraut ist reich an Vitamin A, B, C und D. In den USA ist die Herstellung von Sauerkrautsaft (leider in Dosen und chemisch haltbar gemacht) eine lukrative Industrie und sein Genuß geradezu Mode geworden. Morgens nüchtern eine kleine Tasse von diesem gesunden und obendrein schmackhaften Saft ist ein hervorragendes Mittel für die Regeneration unserer Darmflora, die bei jeder Krankheit – einschließlich der Verstopfung – leidet.

Der russische Biologe Prof. Elias Metschnikow, der bekannte Prediger der Lebensverlängerung durch Darmhygiene, war ein großer Freund des Sauerkrautes und empfahl es als ausgezeichnete Verjüngungskur. Auch unser großer »Wasserdoktor« Sebastian Kneipp riet seinen Patienten zu dreimal täglich zwei Eßlöffeln Sauerkraut zur Stärkung des Magens und zur Bekämpfung aller Zersetzungsvorgänge im Dickdarm.

Von der Wirkung auf die Funktion der Bauchspeicheldrüse habe ich mich bei einem zuckerkranken Patienten überzeugen können, dessen Harn- und Blutzucker nach 21jährigen täglichen Insulinspritzen nach regelmäßigem Genuß von Sauerkraut in wenigen Wochen ganz bedeutend herabgesetzt wurde. So kann ich nur jedem Diabetiker den täglichen Genuß von rohem Sauerkraut (eventuell im Wasserbad etwas angewärmt, ohne es zu kochen) empfehlen, das selbstverständlich nicht mit Essig künstlich gesäuert wurde. Auch in jeder anderen Diät bei Rheumatismus, Arterienverkalkung, Tuberkulose, Magen-/Darmgeschwüren, Krebs usw. sowie als Kräftigungsmittel für Kinder sollte es nie fehlen. In gekochtem Zustand geht viel von der wohltuenden Bakterienwirkung verloren; deshalb ist es gut, gewärmtem oder gekochtem Kraut auf jeden Fall immer einen Teil roh beizumischen.

Eine 38jährige, seit sechs Jahren völlig deformiert ans Bett gefesselte Arthritikerin hat bei mir den Segen des Sauerkrautes erfahren. Sie wurde zu mir gebracht, als sie seit einer Woche unstillbares Erbrechen hatte.

Zunächst hatte ich kein großes Interesse, diesen Zustand sofort zu beheben, weil ich der Natur nicht ins Handwerk pfuschen wollte. Ich ließ die Kranke nur Wasser und Kräutertee trinken und noch einige Tage weiter erbrechen. Dann begann ich mit kleinen Gaben Sauerkrautsaft, und das Erbrechen hörte schlagartig auf.

Ich ging vorsichtig zu Sauerkraut über, das die Kranke ebenfalls bei sich behielt, und ließ sie etwa 14 Tage lang ausschließlich bei dieser Heilnahrung, bis ich langsam zu einer allgemeinen Rohkost und später etwas gemischter vegetarischer Kost übergehen konnte.

Die skelettartigen Arme und Beine der Frau waren vollständig starr und unbeweglich, krampfhaft zusammengezogen an den Körper gepreßt. Sie schrie beim Wechseln des Nachthemdes jedesmal, daß man es weithin hören konnte.

Ich konnte nichts weiter tun, als sie zunächst in einem Rollstuhl morgens und nachmittags unbekleidet in die Sonne zu setzen und nachher kalt abzureiben, bis wir es wagen konnten, ihr Teilwechsel- und Dampfbäder, Überwärmungsbäder nach Schlenz mit ableitender kalter Nachbehandlung in Form von Kuhneschen Reibesitzbädern zu machen. (Wichtige praktische Erläuterungen zu den verschiedenen Wasserbehandlungen folgen im Kapitel über die wichtigsten Ausscheidungsmethoden.)

Trotz dieser schweren chronischen Krankheit in wirklich hoffnungslosem Zustand war der Erfolg nach einem ganzen Jahr Behandlung in meinem Institut sehr erfreulich. Die Patientin brachte mir vom ersten Tage an großes Vertrauen entgegen und hatte trotz der anfangs nur winzigen Fortschritte die Geduld, die von beiden Seiten täglich neu nötig war. Die Verdauung normalisierte sich vollkommen. Im Laufe der Zeit konnte die Kranke Beine und Arme schmerzlos bewegen, so daß wir täglich gymnastische Übungen machen konnten. Sie bewegte sich allein im Bett, was sie seit Jahren nicht ohne ständige Hilfe bei Tag und Nacht gekonnt hat, nahm an Gewicht zu, und wir machten bereits Pläne, ihr einen Gehapparat konstruieren zu lassen, damit sie sich später zu Hause etwas fortbewegen könne.

Da ich damals aber eine Reise nach Europa machen mußte und die Patientin nicht ohne meine persönliche Behandlung in meinem Hause zurücklassen konnte, blieb ihre Gesundheit leider auf diesem Punkt stehen, zumal die Familie bedauerlicherweise nicht das Interesse und die Ausdauer hatte, meine Vorschriften – besonders in bezug auf ihre Diät – noch für lange Zeit getreu zu befolgen.

Ein weiterer interessanter Fall war die Austreibung eines Bandwurmes mit einer Sauerkrautkur. Der Patient – etwa 40 Jahre alt – hatte seit längerer Zeit die Existenz eines Bandwurmes festgestellt, aber keines der einschlägigen Mittel hatte den Mitbewohner entfernen können. Ich riet ihm, zunächst einen Obst- und Rohkosttag zu machen und am nächsten Tag viermal ein viertel Pfund rohes Sauerkraut zu essen. Der Erfolg war, daß am gleichen Nachmittag mit starken Koliken ein drei Meter langer Bandwurm mit Kopf zutage kam. Und zwar hatte das verzweifelte Tier sich selbst einen Knoten geschlagen, daher die starken Schmerzen!

Soviel vom wunderbaren Sauerkraut, Gesunden zur Erhaltung und Kranken zur Genesung.

Mit der Besprechung des Sauerkrautes sind wir auf dem interessanten Gebiet der milchsauren Nahrung angelangt, die es wert ist, im Lichte der modernen Ernährungsforschung gründlich betrachtet zu werden.

Die Milchsäure in unserer Nahrung

Seit Jahrzehnten bin ich bemüht, eine Ernährungsform zu finden, die nicht allein imstande ist, uns gesund zu erhalten, sondern auch Kranken ihre Gesundheit wiedergibt. Ich habe viele Ernährungssysteme studiert, an mir selbst und andern erprobt, und ich bin sicher, daß jeder der Forscher und Erfinder in vielem recht und große Erfolge zu verzeichnen hat. Ich selbst aber habe mich niemals entschließen können, mich auf Dauer einzig und allein einem dieser Systeme zu verschreiben, um mir das Recht vorzubehalten, weiterstudieren zu dürfen, weil alle Wissenschaft im Fließen ist und niemals stehenbleiben soll.

Andererseits habe ich die Erfahrung gemacht, daß es unter vielen Hunderten von Vegetariern, die ich auf Vortragsreisen getroffen habe, sehr viele Kranke gab, die mir unter vier Augen gestanden, dieses oder jenes Ernährungssystem treu und gewissenhaft durchgeführt zu haben, ohne aber zu dem ersehnten Ergebnis gelangt zu sein. Wer das Glück hat, schon ganz vegetarisch aufgewachsen zu sein, hat dadurch seine Konstitution oftmals schon weitgehend beeinflussen können und fühlt sich bei irgendeinem der anerkannten und erprobten Ernährungssysteme unserer Zeit frisch und gesund. Die sollten auch ohne vieles Herumexperimentieren dann bei ihrer erprobten Lebensweise bleiben.

Mich aber interessiert es immer noch in erster Linie, Kranke durch eine ihnen angepaßte Ernährung gesundzumachen, weil wir ja leider noch lange nicht soweit sind, nur Gesunde gesund erhalten zu dürfen. Ob das je einer glücklicheren Zukunft vorbehalten sein wird?

Kranke Menschen reagieren nun mal grundverschieden, so daß das Orakeln und Studieren nie ein Ende nimmt und immer wieder neue Probleme auftauchen; das weiß ich nicht nur von meinen Patienten, sondern am allerbesten von mir selbst! Aber mit der nötigen Geduld sind auch die schwersten Probleme mit der Zeit erstaunlich glücklich zu lösen.

Nach einem Vortrag, den ich auf einem der jährlichen Kongresse der Vegetarier-Bewegung in Bad Freudenstadt hielt, schenkte mir ein Teilnehmer ein Büchlein von Dr. Johannes Kuhl: *Das Ideal der Breigerichte*, das in die Reihe seiner sonstigen Werke über Krebsforschung gehört, aus denen die große Bedeutung der Milchsäure für die menschliche Gesundheit hervorgeht. (Dr. Kuhl ist nicht mit dem verstorbenen Naturheilkundigen Louis Kuhne zu verwechseln.)

Die Milchsäure ist der wichtigste Wachstumsstoff der Zellen, schon vor der Geburt, der – weise geleitet – sämtliche Organe unseres Körpers: Nerven, Muskeln, Knochen, Gewebe usw. aufbauen hilft und später unser ganzes Leben lang die Erneuerung der täglich absterbenden Zellen bewirkt. In dem Augenblick aber, wo die Milchsäure ihre Aufgabe erfüllt hat, hört sie auf zu wirken, immer bereit, in Aktion zu treten, sobald sie benötigt wird.

Jede unserer Milliarden von Körperzellen ist ein »Mikroorganismus«, das heißt eine Welt im kleinen, die ihr eigenes Atmungsorgan besitzt. Wenn dieses Atmungsorgan nicht mehr ganz intakt ist – und das stellt sich bei jeder chronischen Krankheit allmählich ein –, so versucht der Körper mit seinem Lebenswillen, auf alle Fälle eine Erneuerung der Zellen zu erzwingen und mobilisiert die Milchsäure als Wachstumsstoff, um möglichst viele zu bilden und so den gefährdeten Zellhaushalt zu retten.

Bei einem solchen gewaltsamen Prozeß übt aber die Milchsäure nicht mehr ihre normale Funktion aus, sondern wirkt toxisch, das heißt giftig. Sie hört nun nämlich auf, Wachstumsstoff im gesunden biologischen Sinne zu sein, und wird Wucherungsstoff. Als solcher baut die Milchsäure zwar in Mengen Zellen auf, aber in einer gewissen Angst um das bedrohte Leben reifen diese Zellen nicht normal aus, sondern wachsen wild und bilden dabei nicht das ungeheuer wichtige Atmungsorgan derselben aus.

Würde die Funktion der Milchsäure im werdenden Körper des Kindes im Mutterleib nicht von der weisen Schöpferkraft gesteuert, würden nur riesengroße Zellhaufen, aber nicht einzelne Organe usw. aufgebaut. Dieses Experiment wurde im Labor vor längerer Zeit mit dem gleichen kläglichen Erfolg ausgeführt: Es wuchsen Zellenhaufen – aber es fehlte der göttliche Funke, die unnachahmliche Schöpferkraft –, und es entstand kein menschliches Wesen daraus, wie beabsichtigt war!

Vergegenwärtigen wir uns dies mal in allen Einzelheiten, und wir müssen immer wieder in Ehrfurcht vor diesem größten Wunder unserer Schöpfung in die Knie sinken!

Aber die Erhaltung dieses Wunders haben wir durch eine vernünftige und natürliche Lebensweise zum großen Teil selbst in der Hand!

Es ist heute bereits in weiten Laienkreisen bekannt, daß eine chronische Störung der Zellatmung in letzter Instanz zu der gefürchtetsten Krankheit unserer Zeit, dem Krebs, führen kann. Dr. Kuhl aber geht noch weiter: Er sagt, daß im Grunde jede chronische Krankheit eine Folge der gleichen Störung ist, nämlich eine Störung im Milchsäure-Stoffwechsel.

Jede chronische Krankheit ist eine letzte verzweifelte Abwehrmaßnahme des Körpers, oft das letzte ernstliche Warnungszeichen der liebevollen und doch unerbittlichen Natur, das von der irregeleiteten Menschheit nur leider in den meisten Fällen gar nicht oder aber falsch verstanden wird.

Was aber sollen wir nun als Ursache aller Krankheiten verstehen und erkennen? Hier möchte ich wörtlich Dr. Kuhl zitieren: Der Grund aller chronischen, degenerierenden Krankheiten ist »langdauernde (chronische) Mangelnahrung – dadurch bedingte chronische Schädigung und Zerstörung eines Großteils der normalen Zellatmung – Anlaufen der Milchsäurebildung in den defekt gewordenen Körperzellen – Wirksamwerden der Krebsnoxen [das heißt chronisch einwirkende mechanische Schädigungen], zum Beispiel auf das Drüsengewebe der weiblichen Brüste, chronisch einwirkende Gifte, Viren, Mikroorganismen – Schaffung eines Gewebedefektes am ›locus minoris resistenciae‹ [das heißt am Ort der geringsten Widerstandskraft] – Verwandlung der normalen in die pathologische (krankhafte) Zellregeneration – giftige Anhäufung der Gewebsmilchsäure in dieser Region – Endstation: Krebskrankheit.«

Was vermögen wir dagegen zu tun? Wir müssen die Sauerstoffschädigung unserer Zellen beheben, und zwar durch das Natürlichste und Einfachste auf der Welt: durch eine vollwertige Nahrung, die uns mit allen Mineralstoffen, Spurenelementen und Vitaminen, das heißt lebenswichtigen Stoffen, versorgt, um unser Körpergeschehen im Sinne der weisen Schöpfung aufrechtzuerhalten. Daß dabei alle naturwidrigen Nahrungsmittel und Genußgifte soweit wie möglich ausgeschaltet werden sollen, ist in reformerischen Kreisen längst bekannt, und ich habe oft unter meinen vegetarischen Patienten und Freunden beobachten können, wieviel ehrliches Streben in dieser Hinsicht in den verschiedenen Ernährungsrichtungen vorhanden ist.

Nach dem homöopathischen Grundsatz »Similia similibus curantur« (Gleiches wird durch Gleiches geheilt) beweist Dr. Kuhl aus seiner eigenen reichen ärztlichen Erfahrung, daß die Milchsäure in unserer Nahrung die latent angehäufte und giftig gewordene Milchsäure in kranken, degenerierten Geweben chemisch umwandelt und zur Ausscheidung bewegt, so daß dann die normale Zellatmung wiederhergestellt wird. Das ist ein sehr wichtiger Prozeß!

Natürlich gibt es überall Grenzfälle, wo Konstitution, Mangel an Resistenz und Lebenskraft keine totale Wiederherstellung mehr erlauben.

Trotzdem hat Dr. Kuhl viele Fälle erlebt, wo Krebsgeschwülste sich unter der Einwirkung milchsaurer Nahrung wieder vollständig zurückgebildet haben. Ich habe verschiedene Patienten in Deutschland auf Dr. Kuhls Therapie hingewiesen und bin von diesen Patienten persönlich über die guten Erfolge glaubwürdig unterrichtet worden.

Wo es aber noch nicht zu dieser »Endstation Krebs« gekommen ist, ist ganz gewiß die Heilungserwartung noch viel aussichtsreicher. Nach Dr. Kuhl nützt es uns wenig, Rohköstler zu sein und davon allein vollkommene Gesundheit zu erwarten; es sind auch Vegetarier und Rohköstler ohne Zusatz von milchsaurer Kost und unter ihnen sogar bedeutende Ernährungsforscher an Krebs gestorben. Kuhl sagt über seine Erfahrungen bei seinen Patienten wörtlich folgendes: Bei milchsaurer Nahrung »nimmt der Appetit zu, die Lebensfreude kehrt zurück, die Potenz wächst, schwerverdauliche Speisen werden bekömmlich, der Leberdruck läßt nach, das Völlegefühl schwindet, der Gasdruck hört auf, Durchfälle verwandeln sich in kurzer Zeit in geformte Stühle, die blasse, gelbliche Gesichtsfarbe läßt wieder ein schwaches Rot hervortreten, Urin und Stuhl verlieren scharfen, unangenehmen Geruch, rachitische Erscheinungen bei Kindern, wie Knochenweiche, Hinterkopfschweiß und beginnende Deformation, bilden sich zurück, hoffnungslose Krebskranke verlassen oft sehr gebessert das Bett, Gedächtnisschwäche bei Kindern verschwand wiederholt, das Konzentrationsvermögen nahm zu usw.«

Ganz zufällig fand ich jetzt ein Buch eines amerikanischen Arztes, der von einer medizinischen Studiengesellschaft im Staate Vermont in den USA beauftragt war, die näheren Zusammenhänge und Erfolge der dortigen uralten Volksmedizin zu erforschen. Nach jahrzehntelanger Beobachtung an Kindern, Jugendlichen, schwangeren Frauen bis zu den ältesten Leuten gab er dann seine interessanten Erfahrungen im Alter von 80 Jahren (jugendlich, beweglich und rüstig wie ein 50jähriger) bekannt, die sich offenbar in den wesentlichsten Erkenntnissen absolut mit denen von Dr. Kuhl decken. Dr. Jarvis stellte fest, daß für einen großen Teil aller akuten und chronischen Krankheiten der fermentierte Saft aus Äpfeln in kleinen Gaben genossen wurde und die erstaunlichsten Heilerfolge zeitigte. Dr. Jarvis formuliert seine Erfahrung dahin, daß der Mangel des Minerals Potassium (Kalium) die Ursache für sehr viele Krankheiten sei und daß die Krankheit schwindet, sobald dieser Mangel behoben ist. Er zählt wie Dr. Kuhl auf, daß nächtlicher Schweiß, abnorme Müdigkeit, blasse Gesichtsfarbe, brennender, scharfer Urin, Knochenweiche, Appetitlosigkeit, Verdauungsbeschwerden, Gedächtnisschwäche nach dem Genuß von »apple cider vinegar« verschwinden. Ich werde später noch näher auf diese interessante Therapie eingehen, die von Tausenden und Abertausenden in den USA mit Erfolg angewandt wird.

Die Milchsäure, die nach Dr. Kuhl entscheidende Bedeutung für die Gesundheit unseres Zellenhaushaltes hat, findet sich in Sauermilch, Buttermilch, Joghurt, im Sauerkraut (mit wenig Salzzusatz gesäuert), in allen fermentierten Gemüsen und vor allem in gesäuertem Weizenschrot (auch in fermentiertem Vollreisschrot, den wir sehr gern essen!).

Der fermentierte Weizenschrot nach Dr. Kuhl wird folgendermaßen hergestellt: Der Weizen- oder auch anderer Getreideschrot wird mit handwarmem Wasser (125 Gramm auf 45 Kubikzentimeter Wasser) gut vermischt und in einer Glasschüssel angesetzt. Nach 24 Stunden ist dieser Schrot handfeucht, das heißt, er klebt nicht zusammen, sondern haftet nur leicht zusammen und krümelt beim Öffnen der Hand auseinander (das ist wichtig, denn wenn der Schrot zu feucht ist, verdirbt er). Dann bleibt der Schrot bei einer Temperatur von 20 bis 25 Grad Celsius drei bis vier Tage stehen.

Je nach Klima kann die notwendige Zeit zum Fermentieren unterschiedlich sein. Es soll nach Dr. Kuhl bereits Apparate zur Herstellung geben, die mit eingebautem Thermostat die genaue Temperatur garantieren. Der Weizen trocknet langsam und wird von einer weißen Schimmelschicht durchsetzt. In diesem Zustand hat er einen leichten Geruch nach Roquefortkäse. Fauliger Geruch ist dagegen bakterielle Zersetzung. Nun haben wir unseren milchsauren Getreideschrot gebrauchsfertig und können ihn so, grob geschrotet oder auch feiner gemahlen, als Zukost zu allen möglichen Speisen oder zur Müslibereitung verwenden. Wir streuen ihn täglich fein gemahlen auf unsere Rohkost mit einem Teelöffel geröstetem Sesam mit Meersalz *(Gomasio)* auf ein bis zwei Eßlöffel weißen Käse (Quark). Näheres auf der nächsten Seite! Wir sind jeden Mittag glücklich über diese wahre Götterspeise, in deren Zubereitung ich ständig interessierte Patienten anweise.

Dieser Zusatz zu unserer Nahrung schafft mit Sicherheit eine gesunde Darmflora, deren Fermente sich auf natürliche Weise fortpflanzen und den besten Schutz gegen jede Krankheit bieten.

Diese Erfahrungstatsache, die auf jahrzehntelangen Versuchen dieses bedeutenden Forschers und Arztes beruht, ist auf dem Gebiet der Ernährungsheilkunde revolutionär, und wer sich vollwertig ernähren möchte, sollte in Zukunft an der zusätzlichen milchsauren Kost von Dr. Kuhl keinesfalls vorbeigehen. Sehr erfreulich ist, daß heute in einigen Krankenhäusern und Sanatorien bereits Versuche mit der Kuhlschen Diät gemacht werden. So wird sich das Gute dieser neuen Erkenntnisse schließlich doch zum Glück für die kranke Menschheit durchsetzen, leider erst nach dem Tode dieses unermüdlichen Arztes (1968).

In fast allen Ernährungssystemen wird der Genuß von Kochsalz untersagt. Der bekannte Japaner Oshawa aber bietet uns ein Salz, das seiner Erfahrung nach nicht nur ohne Schaden für die Gesundheit, sondern im Gegenteil mit absoluter Notwendigkeit für deren Erhaltung genossen werden soll. Es ist das bereits erwähnte Sesamsalz, das wir uns leicht selbst herstellen können. Zunächst einmal müssen wir uns den Sesamsamen beschaffen, der in jedem Reformhaus oder Naturkostladen gekauft werden kann. Dieser Sesam wird leicht hellgelb geröstet und gemahlen, das Meersalz ebenfalls hell geröstet und beides dann im Verhältnis von zehn Eßlöffeln Sesam zu einem Eßlöffel Salz gemischt. Das Sesamsalz wird in einem Glas als ständige Würze zu den meisten Speisen aufbewahrt. (Dieses Würzmittel ist als *Gomasio* in allen Naturkostläden erhältlich.) Der gemahlene Sesam mit seinem aufgeschlossenen Öl geht mit dem Meersalz eine innige Verbindung ein, die sehr gut schmeckt und in dieser Form bei vorsichtiger Dosierung ein wertvolles Stärkungsmittel für die Nerven bildet und außerdem kein Durstgefühl wie das übliche Kochsalz hervorruft. (Man beginne bei bisheriger geringer oder gar keiner Gewöhnung an Salz mit einem Teelöffel voll, verteilt auf den ganzen Tag, und steigere dann ganz allmählich auf zwei bis drei Teelöffel voll.)

An dieser Stelle möchte ich noch auf den Genuß von rohen Gemüsesäften hinweisen, die in Europa in den meisten Reformhäusern und Naturkostläden ungesüßt und ohne Zusatzstoffe zu haben sind und uns in konzentrierter Form Mineralsalze, Vitamine und Spurenelemente bieten. Solche Säfte fördern im Baby- und Kindesalter bei regelmäßigem Genuß das Wachstum und eine spätere normale Entwicklung und helfen dem erwachsenen Menschen, die Funktionstüchtigkeit aller Organe bis ins hohe Alter zu erhalten. Gleichzeitig aber sind sie auch als wichtigste Heilnahrung zu betrachten.

Diese rohen Gemüsesäfte sind neben sonstiger Rohkost die wertvollsten Nahrungsmittel, die eine Übersäuerung des Blutes, durch falsche Ernährung, Genußgifte aller Art oder auch durch andere Faktoren bedingt (z. B. Überarbeitung, Hetze unserer modernen Zeit, Ärger und Verdruß, seelische Niedergeschlagenheit usw.), in oft kurzer Zeit ausgleichen können.

Da sie größtenteils in der richtigen Zusammenstellung absolut schmackhaft zubereitet werden können, ziehen viele Menschen, die immer noch den täglichen Genuß von Rohkostsalaten ablehnen, die einfache Gewinnung der rohen Säfte vor mit dem Vorteil, daß sie mit einem Glas Saft große Mengen lebenswichtiger Stoffe zu sich nehmen können, ohne den Magen mit zuviel Schlacken zu überlasten. Als Ergänzung für jede »Mangelnahrung« sind sie also eine ideale Quelle von neuen Bausteinen für unseren Organismus.

Wir persönlich machen in unserem Haushalt sogar beides: Es gibt mittags wie seit vielen Jahren einen Teller herrlicher Rohkost (zum langsamen Kauen!), und wir trinken etwa eine Stunde vor dem Abendessen schluckweise ein Glas Gemüsesaft. Als ich vor einigen Jahren in Florida (USA) einen »Fernpatienten« besuchte, dessen Gesundheitszustand sich durch diese zusätzliche Ernährungstherapie ganz wesentlich gebessert hatte, überreichte mir dieser einen großen Entsafter, den ich mit Begeisterung jeden Nachmittag in Bewegung setze, um unsere Säfte so frisch wie möglich zum Genuß anbieten zu können.

Nach dem Büchlein des amerikanischen Naturheilkundigen Dr. N. W. Walker *Raw Vegetable Juices*, stelle ich die verschiedensten Säfte zusammen und füge gelegentlich noch besondere tropische Gemüse hinzu, deren Wirksamkeit ich aus Erfahrung kenne. Weit mehr als die Hälfte der Säfte auf seiner Liste enthalten an erster

Stelle Wurzel-(Möhren-)Saft; alle wurden von dem »Norwalk Laboratory of Nutritional Chemistry and Scientific Research« gründlich erforscht und zur Verfügung gestellt.

Die meisten Mischungen bestehen mindestens zur Hälfte aus diesem Wurzelsaft.

Einige Beispiele:

Karotten	12 Teile		Karotten	8 Teile
Gurken	4 Teile		Weißkohl	4 Teile
			grüner Salat	4 Teile

Karotten	8 Teile		Karotten	8 Teile
rote Rüben	3 Teile		grüner Salat	5 Teile
Sellerie	5 Teile		Gurken	4 Teile

Ich führe später bei einer alphabetisch geordneten Folge von häufig vorkommenden Krankheiten, deren Heilung wir in leichten Fällen selbst oder aber zusätzlich zu jeder ärztlichen Behandlung durch Saftkuren und andere naturgemäße Anwendungen unterstützen können, verschiedene Saftmischungen an, die zwar für die jeweils angegebene Krankheit gut sind, bei denen aber kleine Änderungen je nach der Beschaffungsmöglichkeit der Lebensmittel nicht oder kaum ins Gewicht fallen. Ich betone nochmals, daß ich damit kein »Allheilmittel« für schwere Krankheiten anpreisen will, die der Behandlung des Arztes bedürfen, daß aber häusliche Diät- und Saftkuren als Ganzheitsbehandlung für den Heilprozeß sehr vieler, auch ernster Leiden von größter Bedeutung sein können.

Es wird dem Leser aufgefallen sein, daß fast alle Säfte bei einer großen Zahl von Krankheiten aufgeführt werden: ein Beweis dafür, daß der Vitamin- und Mineralsalzmangel bei den verschiedenen Äußerungsformen einer allgemeinen Krankheit der gleiche ist.

Über die tägliche Wassermenge, die getrunken werden sollte, gehen die Ansichten sehr auseinander. Vegetarier, die nicht rauchen und keinen Alkohol trinken, brauchen neben ihrer Rohkost und ihrem Obst in mäßigen Mengen, die an sich schon sehr viel Wasser enthalten, meistens nicht mehr allzuviel Flüssigkeit, ohne unter Durst zu leiden. Raucher und Fleischesser, besonders wenn sie scharf würzen und außerdem etwa irgendwelche Drogen nehmen, brauchen dagegen mehr Flüssigkeit, um angesammelte Fremdstoffe zu binden und auszuschwemmen.

Zum Essen selbst soll Wassertrinken in jedem Fall vermieden werden, um eine Verwässerung der konzentriert nötigen Verdauungssäfte zu verhüten. Ganz besonders in unseren tropischen Gegenden ist der Genuß von großen Mengen von Eisgetränken eine Angewohnheit, die durch scharf gewürzte und zu fette Fleischspeisen natürlich verstärkt wird. Am besten kontrolliere sich jeder einmal selbst und stelle fest, wie oft Kaffee, Tee, Limonade, Bier, Whisky, Wein usw. getrunken werden nur als Genußmittel, nicht aber um Durst zu stillen. Wird dann dieses Trinken zum Genuß einmal bewußt reduziert, wird jeder bald auf eine normale Flüssigkeitszufuhr kommen, die zur Erhaltung des Wasserhaushaltes seines Körpers unbedingt erforderlich ist. Ein Mindestmaß von sechs Gläsern Flüssigkeit täglich sollte wohl der Durchschnitt sein.

Zum Schluß dieser Betrachtung über die Ernährung als Basis einer allgemeinen Lebensreform möchte ich noch bemerken, daß ich in meiner Praxis mit Kuhlscher milchsaurer Diät gute Erfolge gehabt habe. Kinder mit Asthma und Rachenmandelwucherungen, die außerdem mit Dampfbädern, täglichen kühlen Unterleibsbädern nach Louis Kuhne, Atemgymnastik usw. behandelt wurden, blühten mit zusätzlicher milchsaurer Nahrung in kurzer Zeit auf: Die bisher schlechte Verdauung normalisierte sich, Nervosität verschwand, der Schlaf wurde ruhig und erquickend und die Gesichtsfarbe frisch. Sogar ein gesundes Baby von 15 Monaten aß auf mein Anraten mit Begeisterung milchsauren Weizen in seinem Brei.

Die Grenzen für eine gesunderhaltende oder heilende Ernährungsweise sind gar nicht so eng gezogen, wie viele es in ihrer übergroßen Sorge um ihr »gutes« Essen fürchten. Aber eines tritt immer wieder ganz klar hervor: Die Ernährung entscheidet letzten Endes über Wohlbefinden, Krankheit, über Leben, unnatürliches Siechtum oder vorzeitigen Tod. Mag einer dem auch entgegensetzen, was er will; mag er zu seiner eigenen Entschuldigung oder Beruhigung Beispiele aus seiner Familie oder aus dem Freundeskreis anführen, wo jemand unbeschadet bis ins hohe Alter rauchen, trinken und unmäßig essen durfte. Das alles trifft nicht das Wesen der Dinge.

Eine Patientin konsultierte mich wegen eines Hautkrebses, der trotz ärztlicher Behandlung ständig weiter fortschritt. Nach einer ausführlichen Besprechung über Bäder, örtliche Behandlung der Haut und Diät sagte diese intelligente Frau: »Eine ehrliche Frage: Haben Sie überhaupt Patienten, die Ihre strengen Ratschläge für kürzere oder längere Zeit befolgen? Ich will das gern mal versuchen, aber bestimmt nicht lange durchführen, weil ich ja ›gesund‹ bin und außer diesem etwas ›unangenehmen‹ Hautkrebs gar nichts habe. Vielleicht bin ich in zehn Jahren, wenn meine Kinder erwachsen sind, mal soweit und befolge alles, denn ich glaube ja gern, daß sehr viel Gutes und Richtiges daran ist.«

Nebenbei hatte diese Patientin eine schlechte Verdauung, wie sie gewöhnlich bei Krebskranken zu finden ist, die aber fast nie ernst genommen wird. Ist sie also wirklich gesund? Wir werden sehen, ob ihr noch zehn Jahre sorglosen Daseins vergönnt sind.

Geben wir uns keinen Illusionen hin: Die Natur verlangt irgendwann, daß wir dafür bezahlen, daß wir ihre Gesetze ignoriert haben, sei das nun im eigenen Leben oder in dem unserer Nachkommen. Und da beginnt die große Tragik: Wären wir nur Einzelwesen, brauchte uns das alles nicht zu kümmern, aber als Glieder einer Kette von Generationen, die alle den gleichen und ehernen Naturgesetzen unterworfen sind, kann uns nichts von unserer Verantwortung entbinden.

Ein einsichtiger Mann hat einmal folgenden Ausspruch getan: »Wenn die Ärzte von heute nicht die Diätetiker von morgen werden, müssen die Diätetiker von heute die Ärzte von morgen werden.«

Das ist die Wahrheit und Rettung für die leidende Menschheit, nicht die täglich zunehmende Zahl von neuen Drogen und Hormonen, die in aller Welt gegen Krebs ausprobiert werden, noch die immer stärkere Strahlentherapie. Alles das hat das Problem des Krebses und vieler anderer chronischer Krankheiten nicht lösen können, weil ihre wahre Ursache verkannt wird. Ein Apothekerscherz: »Es gibt mit jedem Jahr eine unheimliche Menge neuer chemischer Produkte, um die Menschen zu heilen – nun müssen erst mal die Krankheiten dafür erfunden werden.« Die Menschen aber sind großenteils einfach fasziniert von jeder neuen Droge, die oft in unverantwortlicher Weise in irgendwelchen Zeitschriften propagiert wird. Darüber werden leider immer mehr uralte Mittel vergessen, mit denen es nicht nur einfacher, sondern auch besser – und sogar billiger geht!

Zum Schluß noch ein paar ernste Worte an die »Pudding-Vegetarier«, die aus 1001 Gründen absolut keine feste Nahrung mehr zu sich nehmen können, sei es, weil ihr Magen es angeblich nicht anders verträgt oder weil sie – wie ach so viele Menschen in unserem hyperzivilisierten Zeitalter – eine Zahnprothese tragen, nachdem sie schon von Kindesalter an schlechte Zähne hatten und mit 20 Jahren längst Brücken mit sich herumtragen mußten. Jeder, dem so etwas passiert ist, weiß, wie das eines Tages endet. Es wurde ihnen oft nicht zur rechten Zeit erklärt, wie man das durch vernünftige, vollwertige Ernährung, richtige Zahnpflege und – ja, auch das gehört dazu – durch genügend körperliche Bewegung verhüten oder mindestens hinauszögern kann.

Aber dann ist es eines Tages zu spät. Wurzelabszesse etc. mit allen bösen Folgen für unsere Gesundheit machen das Zahnziehen und feste oder bewegliche Brücken notwendig. Bis die »Pfeiler« dieser Brücken auch eines Tages streiken, so daß wir vor dem Nichts stehen und ein Gebiß brauchen. Es ist gut, daß es so etwas wenigstens gibt, damit wir nicht wie viele Menschen vergangener Generationen als zahnlose Junge oder Alte herumlaufen müssen.

Doch das Umgewöhnen ist schwer; man ärgert sich Monate oder Jahre mit solchen Dingen herum, wenn man nicht das Glück hat, an einen Zahnarzt zu geraten, bei dem alles auf Anhieb richtig sitzt. Manch einer verliert darüber den Mut, legt das Gebiß in die Nachttischschublade, ißt ohne es, schlürft die Suppe oder die ewige Musnahrung ohne Kauen oder Speichel runter und legt wie früher den »Sonntagsstaat« vielleicht nur noch zum Ausgehen das Gebiß an. Damit ist dann die ganze Tragödie besiegelt.

Wenn nun solche Leute, die dann an Krebs sterben, auch noch ausgerechnet »Vegetarier« seit Jahrzehnten sind (bei denen natürlich oft auch furchbar viel falsch gemacht wurde), zeigen alle andern mit Fingern auf sie und stellen etwas enttäuscht oder auch spöttisch fest: »Da seht ihr, was für ein Unfug es ist, ohne Fleisch und sonstige Genüsse zu leben, wenn man trotzdem am Krebs stirbt!«

Aber auch das ist ein Trugschluß. Natürlich kann solch ein Schicksal jeden treffen, der eine schwache Konstitution und eine Krebsdisposition mitbekommen hat, während ein »Genießer« mit ererbter gesunder Konstitution aufgrund seiner wunderbaren Lebenskraft eines Tages in hohem Alter eines gnädigen Todes sterben darf – das alles spricht nicht gegen eine gesunde Lebensweise.

Das weiß ich am besten von mir selbst, denn ich wäre schon seit über 30 Jahren nicht mehr am Leben, wenn ich weitergefuttert hätte, wie es »normale« Menschen zu tun pflegen. Nun muß ich natürlich dabeibleiben und mein mäßiges Essen und Trinken beibehalten, solange mir der Herrgott noch tausenderlei Freuden aus seiner herrlichen Natur schenkt. Sehen, Hören, Sprechen, Musik, liebe Menschen und das Wichtigste – leidliche Gesundheit und Kraft, andern mit meiner Erfahrung helfen zu können.

Aber ich kam vom Thema ab: Also die Prothesenträger sind nicht krank, weil sie Vegetarier sind, sondern weil sie sich nicht den Folgen ihres Zahnverlustes angepaßt haben. Ein Gebiß kann so gut aussehen, wie es will, aber es kann die wunderbare Schöpfung unserer Kauwerkzeuge mit der natürlichen Gymnastik für die Kiefer, der Massage des Zahnfleisches durch richtiges Kauen, der Anregung der Speicheldrüsen, die uns die nötigen Fermente zur Vorverdauung aller Speisen liefern, nie voll ersetzen.

Wir müssen nun lernen, nicht wie ganz Gesunde zu kauen – die es leider sehr oft auch nicht genug tun –, sondern mindestens ein

Drittel mehr. Das danken uns dann unsere Speicheldrüsen und alle Schleimhäute des Mundes und Halses und funktionieren einigermaßen gut weiter. Speicheln wir unsere Nahrung mit hoffentlich genügend Rohkost, die alle Drüsen im Verdauungsapparat anregt, gut genug ein, so arbeiten auch der Magen, die Leber und die Galle gut und es kommt nicht zu Übersäuerung, Magengeschwüren, trockenen Schleimhäuten in Nase, Mund und Hals, entzündeten Ohren, schwersten Leberschäden, Lymphknotenstörungen, chronischer Colitis – und am Ende des Leidensweges zu Krebs.

Denken Sie über alles dies nach, wenn Sie zu den Abertausenden oder Millionen von Zahnprothesenträgern gehören, und kauen Sie, gehen Sie spazieren, turnen Sie, singen und pfeifen Sie, arbeiten Sie körperlich ohne Furcht vor Herzinfarkt, dann bleiben Sie froh – sogar mit einem Gebiß, für das wir unserer modernen Technik gern danken wollen! Tägliches sanftes Bürsten der Zunge und des Zahnfleisches mit Schlämmkreide nach den Mahlzeiten ist eine zusätzliche Wohltat.

Wollen Sie zu- oder abnehmen?

Das ist nicht etwa nur eine Frage für den Schönheitssalon, sondern eine Frage der Gesundheit. Es ist eine sehr beliebte Ausrede, wenn man sich selbst trösten will und sagt: »Bei uns in der Familie sind alle dick, das ist eben meine Veranlagung, dagegen kann ich nichts machen. Dafür sind Dicke aber gemütlicher und verträglicher.« Nach dem zweiten Weltkrieg waren aber alle schlank und sogar mager, die zu den konstitutionell Dicken gehörten.

Natürlich war das Hungern vergangener Jahre kein freiwilliges Fasten, und es war keine vorübergehende Maßnahme aus gesundheitlichen Gründen, obwohl damals so viele chronische Krankheiten plötzlich abnahmen, sondern es war ein unerwünschter, aufgezwungener Zustand, der bei vielen Menschen zu folgenschweren Mangelerscheinungen führen mußte. Aber auf alle Fälle bewies dieser Hungerzustand, daß Korpulenz durch die Dosierung und Qualität des Essens zu steuern ist.

Der Volksmund sagt etwas rauh: »FdH!« (Friß die Hälfte.) Das ist zwar nicht ganz salonfähig, aber trotzdem wahr! Ganz abgesehen davon, daß ich vieles in der sogenannten guten Ernährung für falsch und gesundheitsschädlich halte, bin ich doch davon überzeugt, daß ganz allein mit einer Verminderung der Nahrungsmenge schon mancher Krankheitszustand gebessert werden kann. Bewegt uns dann unsere Vernunft noch mutig zur Aufgabe von so manchen schädlichen Lebens- und Genußmitteln, so könnten wir damit mindestens 50 Prozent zur Erhaltung oder Wiederherstellung der Gesundheit und der Figur tun, ersparen dem Arzt unnütze Arbeit, uns selbst Geld und Sorgen und wahrscheinlich schwere Schäden, die uns aus unserer Unvernunft erwachsen können.

Es gibt korpulente Leute, die den Eindruck machen, als könnten sie Bäume ausreißen; hinter der Fettleibigkeit steckt aber nie viel Gutes, das weiß jede Lebensversicherung, die sich ganz genau nach dem Gewicht ihrer Klienten erkundigt, um eventuell eine riskante Aufnahme zurückzuweisen.

Ich erinnere mich aus meiner frühen Kindheit, daß ich korpulente Menschen unschön fand und dies auch wiederholt zu meiner ebenfalls »stark gebauten« Mutter mit ihrer Konstitution aus einer dikken Familie (und nebenbei großem Hang zu Süßigkeiten) sagte, worauf sie lachend erwiderte: »Na warte nur, bis *du* mal sechs Kinder gehabt hast, dann bist *du* genauso dick wie ich!« Ich opponierte im stillen und erhielt mich zum Glück bei mäßigem Essen schlank.

Da die Medizin längst erkannt hat, welche ungünstigen Rückschlüsse auf die Gesundheit sich bei fettleibigen Menschen ergeben, ist aus der Fabrikation von allen möglichen Mitteln zum Abnehmen ohne Diät, zur Unterdrückung des Hungergefühls usw. ein blühendes Geschäft geworden, ohne Rücksicht darauf, ob solche Mittel andere Nachteile für die Gesundheit haben. (Und die haben sie auf die Dauer sicher!)

Wer sich's leisten kann, geht in den Ferien in einen Badeort, trinkt morgens und nachmittags seinen »abführenden Brunnen«, kehrt auch ohne Diät mit 30 Pfund weniger, stolz und vergnügt nach Hause zurück und ißt sich dann strahlend mit beruhigtem Gewissen bis zum nächsten Urlaub sein Bäuchlein wieder an.

Es gibt sogar ganz mutige Leute, die eine Fastenkur vornehmen und dabei sehr gute Erfolge erzielen, obwohl sie zwischendurch auch wohl mal heimlich meutern und schnell in einer von den herrlichen Konditoreien ein paar Stückchen Torte oder Schokolade verzehren! Es soll einmal vorgekommen sein, daß sich eine Krankenschwester in einem Sanatorium im Zimmer eines »Fastenpatienten« vergeblich bemühte, das Wasser aus seiner Wärmflasche auszugießen. Bei näherer Untersuchung ergab sich, daß diese *verstopft* war. Wovon? Von einigen Frankfurter Würstchen, die warm besser schmecken als kalt, aber im heißen Wasser so an Volumen zugenommen hatten, daß der arme begierige und hungrige Fastenpatient sie mit keiner Gewalt mehr aus der Wärmflasche herausbringen konnte. Lachen Sie ruhig herzlich – die kleine Geschichte ist wahr!

Ich habe in meinem Institut bisher Hunderte und Aberhunderte von Menschen behandelt, die wegen der Folgen ihrer Korpulenz zu mir kamen, und habe die interssantesten Erfahrungen machen können.

Eine junge Frau von 23 Jahren mit unförmiger Körperfülle kam zu mir und sagte: »Geben Sie mir Pillen, die das Hungergefühl nehmen, machen Sie mit mir, was Sie wollen, nur verlangen Sie keine Diät von mir. Ich esse, was und wann es mir gefällt, und werde das auch nie lassen!«

O weh, da war guter Rat teuer! Ich sah mich genötigt, der an sich schönen, energischen Frau meine Behandlung zu versagen. und sie zog betrübt ab. Aber zwei Tage später rief sie mich an und erklärte mit resignierter Stimme, sie hätte es sich anders überlegt und wollte doch auf mich hören; wann sie ihre Behandlung beginnen könnte.

Ich traute zwar dem Frieden nicht, aber meine junge Freundin entwickelte sich in geradezu erstaunlicher Weise und zu meiner großen Freude. Sie nahm in drei Monaten 37 Pfund ab, gewöhnte sich einfach das übermäßige und disziplinlose Essen ab, das sie bei ihren ebenfalls korpulenten Eltern von Kind auf gewöhnt war, und nahm in langen Jahren, die seitdem vergangen sind, auch nicht wieder an Gewicht zu.

Ein sehr großer, aber nur scheinbar sehr starker Mann litt mit einem Gewicht von über zwei Zentnern an dauernder Müdigkeit, Völlegefühl, Verdauungsstörungen usw. und hatte in sieben Monaten ärztlicher Behandlung nur drei Kilo abgenommen, was aber seinen Allgemeinzustand trotz ständiger Medikamente absolut nicht gebessert hatte.

Wir stoppten sofort jegliche Drogenbehandlung; mein Patient ließ sich gutwillig auf eine ziemlich strenge Diät setzen, bei der es sehr schnell mit seiner Stimmung bergauf- und mit dem Gewicht herunterging. Er arbeitete bald mit doppelter Energie, und wenn er so weitermacht, wird er in wenigen Wochen hoffentlich 50 Pfund an Gewicht verloren und dafür 50 Prozent an Gesundheit gewonnen haben.

Es wird manchen korpulenten Leser nun interessieren, was mein Patient ißt, ohne Hunger zu leiden:

Zur Behebung seiner Leberbeschwerden löste er 20 Tage lang morgens nüchtern einen Mokkalöffel gestrichen voll Glaubersalz in einem Glas lauwarmem Wasser auf und trank das. Danach legte er sich 15 Minuten auf die rechte Seite.

Frühstück

Etwas Obst *langsam essen*.
Einen Teller gekochten milchsauren Weizen oder anderes Getreide, dazu ein Glas saure Milch oder Joghurt und Honig. Oder auch rohes milchsaures Getreide, in Sauermilch eingeweicht, mit Honig oder zur Abwechslung auch mit Sesamsalz. (Die Nähr- und Heilwirkung wurde ausführlich im vorigen Kapitel erläutert.)
Eventuell noch eine Tasse Kräutertee. Ober aber ein kleines Glas naturreinen Apfelsaft.
Zwischen den Mahlzeiten nach Bedarf Wasser trinken.

Mittagessen

Roher Gemüsesalat mit naturreinem Fruchtessig und etwas Sonnenblumen- oder Maisöl, ohne Salz angemacht. Darauf ein bis zwei Eßlöffel Quark mit Schnittlauch oder Petersilie und darauf etwa einen Teelöffel Sesamsalz sowie einen Teelöffel milchsauren Weizen in Pulverform.
Pellkartoffeln oder in der Schale gebackene Kartoffeln (keine gebratenen) oder Vollreis, in beliebiger Form zubereitet.

Abendessen

Wenig Rohkostsalat oder Früchte (je nach Bekömmlichkeit), ein Glas Sauermilch oder Naturjoghurt mit zwei Teelöffeln voll fermentiertem Weizen.

Zur besonderen Unterstützung der Gewichtsabnahme gibt es noch die folgenden Spezial-Diättage:

Milch-Obst-Diät

Frühstück: Obst – 10 Uhr: ein Glas Sauermilch
Mittags: Obst – 4 Uhr: ein Glas Sauermilch
Abends: Obst

Kartoffeldiät

Frühstück: drei bis vier größere Pellkartoffeln, eventuell mit der Schale.
Mittagessen: Kartoffelpuffer ohne Salz, in der Pfanne gebacken, die mit roher Zwiebel, anstatt mit Fett eingerieben wird.
Abendessen: rohe Kartoffel in kochendes Wasser reiben und zehn Minuten kochen.
Zwischen den Mahlzeiten je zwei Gläser von dem Kochwasser der Kartoffeln trinken.

Grüne-Bohnen-Diät

Morgens, mittags, abends nur grüne Bohnen in salzlosem Wasser ohne Fett kochen; zwischen den Mahlzeiten je zwei Gläser Kochwasser der Bohnen trinken.

Apfeldiät

Den ganzen Tag nur Äpfel essen, und zwar sehr gut gekaut.
Wenn ungespritzt, dann mit der Schale!
Auch bei dieser Diät braucht man keinen Hunger zu leiden.

Es schadet auch nichts, bei einer – wenn auch vielleicht nur eingebildeten – Mattigkeit zwischen den drei Hauptmahlzeiten nochmals einen Apfel zu essen. Ohnehin wird keine bestimmte Menge vorgeschrieben. Die Wirkung ist wunderbar: Nach drei Tagen Diät sind mehrere Pfunde Gewicht auf angenehme Weise verloren. Man macht die Diät am besten jeweils drei aufeinanderfolgende Tage lang, mehrere Wochen hintereinander und wird sich erleichtert und wie neugeboren fühlen.

Man wird dem entgegenhalten: »Aber Kartoffeln machen doch dick!« – Ein Irrtum: Die Kartoffel macht dick, wenn sie geschält, mit reichlich Kochsalz gekocht, gebraten oder mit fetter Soße verzehrt wird. Aber sie allein ist völlig schuldlos an ihrem schlechten Ruf.

Sowohl mit der Kartoffel- wie mit der Bohnendiät haben verschiedene Patienten bei mir bis ein Kilo pro Tag abgenommen. Ich verschreibe auch gern bei willigen Patienten drei Kartoffeltage hintereinander.

Pellkartoffeln, ohne Salz gekocht, schmecken ausgezeichnet, am besten sogar mit der Schale, solange sie noch nicht Monate gelagert haben. Die kaliumhaltige Kartoffel schwemmt stark aus und ist für Rheumatiker und Arthritiker sowie bei Wassersucht sehr zu empfehlen. Bei der Bohnen- und Kartoffeldiät gibt der Körper unheimliche Mengen Wasser ab und ist darum auch bei Harnverhaltung mittlerer und älterer Herren-Jahrgänge von oftmals spontaner und anhaltender Wirkung.

Ich betone nochmals, daß bei diesen Spezialdiäten das Salz ganz weggelassen werden muß, weil das Wasser in den Geweben samt Giften sonst nicht ausgeschwemmt werden kann.

Mit diesen Diätmaßnahmen und Dampfbädern habe ich einen 13jährigen Jungen von 255 Pfund Gewicht retten können, der nach Ansicht seines Arztes in zwei Monaten an Herzverfettung hätte sterben müssen. Er empfahl mir den Jungen dringend, in der Hoffnung, daß nach den bisherigen Mißerfolgen meine Behandlung endlich wirken würde. Er nahm in sechs Monaten 65 Pfund ab und hat sich seitdem körperlich absolut normal weiterentwickelt. Er aß in einer Woche drei Tage lang nur Kartoffeln, vier Tage reduzierte normale Kost; in der nächsten Woche drei Tage nur grüne Bohnen und vier Tage wieder normale Kost. Das hat er monatelang fortgesetzt.

Natürlich ist totales Fasten die beste Entgiftungs- und Entfettungsmaßnahme, die es gibt, aber *einseitige* Kostformen sind für Gemüter, die vorm *Verhungern* oft unbeschreibliche Angst haben, sehr wertvolle Schonmaßnahmen, die den Organismus von angestauten Fremdstoffen, Fett usw. entlasten und damit seine Funktionen im allgemeinen anregen.

Ich möchte noch einmal etwas ausführlicher auf die bereits erwähnte bekannte Therapie des österreichischen Arztes Dr. Franz Xaver Mayr eingehen, die in vielen Sanatorien kurweise durchgeführt wird. Es werden oft zunächst einige Fastentage verordnet, wenn auch nicht in allen Fällen.

1. bis 14. Tag

Eine Stunde vorm Frühstück einen Teelöffel Glaubersalz auf einen viertel Liter warmes Wasser.

Frühstück: zwei oder mehr trockene Brötchen, die sich noch schneiden lassen, dazu zwei oder mehr Tassen Milch. Langsam kauen und jeden Bissen beim Kauen mit einem Schluck Milch gut vermischen und erst dann schlucken.

Mittags das gleiche.

Abends: eine Tasse oder mehr Kräutertee mit Honig (Lindenblütentee oder andere).

Diese Diät wird zwei Wochen lang beibehalten. Der Patient hat gewöhnlich keine Verdauung und nimmt auch absolut nichts ein, um sie zu erzwingen. Es wird sehr viel oder gänzliche Bettruhe während dieser Zeit verschrieben, es soll nicht einmal gelesen werden.

Nach diesen zwei Wochen:

1. Tag

Zu den Frühstückssemmeln zwei Eßlöffel voll Quark.
Mittags das gleiche, aber ohne Quark.
Abends Kräutertee wie vorher.

2. Tag

Zum *Frühstück* und zum *Mittagessen* die gewohnten Semmeln
mit Milch, beidemal mit Quark.
Abends Kräutertee.

3. Tag

Das vortägige *Frühstück*, ein gekochtes Ei dazu.
Mittagessen wie am Vortage.
Abends wie am Vortage.

4. Tag

Zwei Semmeln, Butter, Quark, ein Ei zum *Frühstück*.
Mittagessen: zwei Semmeln, Milch, Käseplatte (Streichkäse,
Tilsiter oder Schweizer Käse).
Abends Kräutertee.

5. bis 7. Tag

Frühstück: zwei Semmeln, Butter, Quark, Honig.
Mittagessen: zwei Semmeln, Milch, Käseplatte, ab und zu eine
Scheibe gekochten Schinken, um die Kolibakterien im Dick-
darm zu vermehren.

Vierte Woche

Frühstück wie vorher.
Mittagessen: Reis, Kalbfleisch, Huhn oder Fisch.
Abends Milch und Brötchen.

Fortlaufend die gleiche Kost bis zur Beendigung der Kur.
Verboten wird nach der Kur bzw. Genesung nichts, die Trinkmenge bleibt jedem selbst überlassen. Rauch ist »unerwünscht«, Kaffee und Alkohol ebenfalls.

Die Verdauung soll mit der Zeit ganz von selbst wieder einsetzen – auch wenn es Wochen dauern kann! Sehr kranke Patienten haben, wie gesagt, lange Zeit Bettruhe; später dürfen kleine Spaziergänge gemacht werden, die je nach Lebenskraft in der Rekonvaleszenz ausgedehnt werden dürfen.

Diese Diät habe ich weder an mir noch an Patienten ausprobiert; ich sah eine Patientin, die sehr schwer krank war und diese Kur machte und sich danach wesentlich besser fühlte. Ich fand sie aber erschreckend blaß und riet ihr zu regelmäßigen Reibesitzbädern nach Louis Kuhne, die ihr sehr gut taten. Sie hielt noch Monate die vorgeschriebene Schonkost ein und muß auch weiterhin sehr vorsichtig mit dem Essen sein.

Ich habe die Erfahrung gemacht, daß ebenso groß wie die Not der fettleibigen auch die der mageren Menschen werden kann – wie bei der eben angeführten Patientin. Merkwürdigerweise sind die Ursachen oft die gleichen, soweit nicht bereits schwere chronische Krankheiten festgestellt werden können, die zu einer plötzlichen Abmagerung geführt haben. Ich erlebe oft, daß magere Patienten viel zu große Quantitäten essen, alles halb gekaut hinunterschlingen, an Verstopfung leiden, übernervös sind und kein Pfund zunehmen können. Auch diese sollten im allgemeinen ruhig weniger essen nach meinem Grundsatz: »Der Mensch lebt nicht von dem, was er ißt, sondern von dem, was er verdauen kann!«

Der Nährwert unserer Nahrungsmittel läßt sich nicht allein durch die chemische Analyse ihrer Bestandteile bestimmen, sondern ist vor allem von der Verdauungsfähigkeit unseres Organismus abhängig. Nur was wir verdauen, das wird auch assimiliert und ernährt den Körper bis in die letzten Zellen!

Die Hälfte gegessen und doppelt so gut gekaut ist mehr wert als das Umgekehrte. Der Schlaf wird besser, die Nerven ruhiger, die Verdauung normalisiert sich, und das Gewicht nimmt auch allmählich zu, wo es erforderlich ist.

So kann ich einen Patienten mit Übergewicht und einen mit Untergewicht an einen Tisch setzen, ihnen qualitativ und quantitativ das gleiche Essen vorsetzen, eventuell sogar die oben angeführten Spezialdiäten für extreme Korpulenz, und beide werden in kurzer Zeit dem Ziel ihrer Wünsche näherkommen: Der Korpulente nimmt ab, und der Magere nimmt zu. Diese scheinbar paradoxe Wirkung mäßiger, aber vollwertiger Kost ist dadurch zu erklären, daß sie allmählich die normalen Funktionen aller Organe und Drüsen unterstützt und wiederherstellt, woraus sich ohne weiteres auch eine Normalisierung der Körperformen ergibt.

Auf solche natürlichen Vorgänge, die uns immer wieder erstaunlich erscheinen, solange wir nicht in den wahren Sinn der Ganzheitsbehandlung eingedrungen sind, stoßen wir oft in irgendeiner Form in der Naturheilkunde und dürfen daraus die Zuversicht gewinnen, daß die Natur es eben richtig macht, wenn wir sie sinngemäß unterstützen und ihr nicht entgegenarbeiten, denn sie ist gottgewollt und weise.

Ich habe sehr viele Freunde, die Ärzte sind, und mancher von meinen allopathischen Kollegen gesteht mir hin und wieder mal erfreuliche Wahrheiten unter vier Augen: »Ich muß als Vertreter der Schulmedizin leider zugeben, daß heutzutage allzu häufig die Menschen mit der Medizin nicht gesund gemacht, sondern akute Krankheiten nur in chronische umgewandelt werden!«

Oder: »Ich bekenne offen, daß meiner Ansicht nach über 50 Prozent aller Krankheiten ›von selbst‹ heilen würden ohne Notwendigkeit der ungezählten Drogen und sonstigen Behandlungen!« (Leider fehlt aber den Menschen für dieses Horchen auf ihren »inneren Arzt« meistens die Geduld.)

Ein befreundeter kolumbianischer Arzt bat mich vor Jahren um die genaue Aufstellung meiner eigenen Diät; einerseits wollte er gern feststellen, ob ich bei meiner vegetarischen Lebensweise genügend Eiweißstoffe zu mir nähme, andererseits aber war er aus eigenen Gesundheitsgründen an dieser Ernährung interessiert.

Nach genauem Studium meines täglichen Menüs sagte er: »Ihre Lebensweise ist ideal; ich wollte nur, ich hätte Ihre Willenskraft, dann würde ich genauso leben!«

Dabei ist alles halb so schlimm: Allerdings ist es eine günstige Voraussetzung, wenn man, schwer geprüft wie ich, mehrfach am Rande des Todes gestanden hat und dann zu solch einer Ernährung übergegangen ist und dadurch gerettet wurde. Dann vermag einen keine Welt von klugen Leuten mehr vom Gegenteil zu überzeugen, und es ist einem auch völlig einerlei, eventuell von der lieben Mitwelt (wer liebt es nicht, zu kritisieren?) als ein »bißchen verrückt« angesehen zu werden. Und man lernt auch standzuhalten, wenn alle andern alle möglichen Dinge essen und trinken, deren schädliche Wirkungen man am eigenen Leibe hat erfahren müssen. Dann gibt es keine kummervolle »Entsagung« mehr um alle Herrlichkeiten, die man aufgibt, um sich an andern schönen Dingen auf Gottes Erde erfreuen zu dürfen, ohne sein Dasein als Halb- oder Dreiviertelkranker fristen zu müssen.

Und wer wünschte sich nicht, am Ende seines Daseins keine langdauernde Last für andere sein zu müssen, sondern einen sanften Tod sterben zu dürfen?

Als ich vor 25 Jahren mein Institut gründete, lud ich die Ärzteschaft ein, um ihr Sinn und Zweck meiner Behandlungen und meinen Willen zu einer segensreichen Zusammenarbeit zu erläutern. Nach der Besichtigung und einem kurzen Vortrag standen mehrere Platten mit belegten Broten für die Gäste bereit. Sie waren aus selbstgebackenem Schwarzbrot und nur vegetarisch in schöner und leuchtender Farbzusammenstellung belegt, so daß ihr Anblick allein schon Freude bereitete. Anstatt des sonst so beliebten und üblichen Whiskys gab es verschiedene frische Säfte. Meine Arztfreunde fielen über so etwas ihnen völlig Unbekanntes neugierig her – und waren allgemein begeistert! Einen selbstgemachten Brotaufstrich hielten sie sogar für delikates Fleisch! Und alle waren sich darüber einig, daß *so* zubereitete Diät jeder Kranke oder Gesunde gern essen müßte.

Einer der Ärzte sagte beim Abschied: »Ich beglückwünsche Sie herzlich zu Ihrem Erfolg. Zu Ihrem Vortrag kamen heute 44 Ärzte; wenn wir aber zu einer Zusammenkunft der Kollegen einladen, kommen vielleicht acht bis zehn!«

Mein Mut, als erste in diesem Lande ein solches Institut ins Leben zu rufen, das bis heute in der Art noch keine Nachahmung gefunden hat, hat zweifellos dazu beigetragen, das Interesse der Ärzte und des Publikums an natürlicher Lebensweise zu wecken und vielleicht im Laufe der Jahre allmählich zu steigern.

Hier, in unserer nicht allzu großen deutschen Kolonie, ist es unter unsern Freunden bekannt, daß ich bereits seit 33 Jahren vegetarisch lebe; da ist es mir sogar passiert, daß auf einer Hochzeit die Mutter der Braut für mich, reizend und künstlerisch angerichtet, eine Rohkostplatte bereitete, damit ich auf dem luxuriösen kalten Buffet auch etwas für meinen Geschmack finden sollte. Der Erfolg war der, daß viele Gäste sich geradezu mit Begeisterung darüber hermachten und ich fast nichts mehr davon abbekommen hätte!

Abschreckend wirkt für den Laien vielleicht oft das Wort »Diät«, das einfach durch »vollwertige Ernährung« ersetzt werden sollte; wer sie dann selbst probiert und sich von ihrer Wirkung überzeugt hat, übernimmt oft freiwillig gern das Wesentliche zur gesunden Abänderung oder Ergänzung der Speisekarte.

Hier ist zum Schluß meine zur freundlichen Kenntnisnahme, allerdings ohne gelegentlich weitere Einschränkungen aus Gesundheitsrücksichten, wenn ich auch bemerken möchte, daß ich immer mäßig esse:

Morgens nüchtern ein großes Glas Kräutertee mit einem Teelöffel selbstbereitetem Fruchtessig aus Äpfeln oder Ananas oder einem Schuß Meersalzwasser. In Europa empfehle ich fertigen Fruchtessig aus dem Reformhaus oder Naturkostladen oder auch anstatt Essig das von der Firma Bioforce Vogel hergestellte und im Reformhaus erhältliche *Molkosan* (Milchsäure).

Frühstück

Etwas süßes Obst – irgendeinen Getreidebrei mit Zusatz von milchsaurem Weizen oder Vollreis. Dazu einige Löffel Kefirmich und Honig. In Europa empfehle ich sehr Buchweizen- oder auch Gerstengrütze mit einem Eßlöffel gemahlenen Leinsamen, feingeschnittene oder gemahlene Mandeln und Rosinen, Datteln oder Feigen – ganz nach Geschmack. Wir essen gern zur Abwechslung im Ofen gebackene Maiskuchen aus gekeimtem Vollmais, die in ähnlicher Weise auch aus andern Getreidesorten hergestellt werden können und sehr bekömmlich sind für Menschen, die Brot nicht vertragen. Eine erfinderische Hausfrau kann mit den vielen Produkten der Reformhäuser und Naturkostläden gute und schmackhafte Abwechslung schaffen.
Ich selbst lasse oft das Frühstück ganz aus oder esse nur etwas Obst.

Mittagessen

Als Hauptgericht Rohkost. Immer Stangensellerie und grünen Salat sowie ein bis zwei Eßlöffel rohes Sauerkraut dazu (aus dem Naturkostladen oder dem Reformhaus). Der Stangensellerie schmeckt besonders gut mit einem halben feingeschnittenen Apfel vermischt. Der Salat wird ohne Kochsalz bereitet, garniert mit Quark, gehackter Petersilie, Zwiebel und Schnittlauch nach Belieben, darauf einen Eßlöffel milchsauren Weizen nach Dr. Kuhl oder Vollreis in Pulverform und einen gestrichenen Teelöffel Sesamsalz.
Nachher wenig gedünstetes Gemüse aller Art, Vollreis oder Kartoffeln, Bratlinge, Auflauf, gebackene Kochbananen, die wir

hier in den Tropen haben. Einmal die Woche etwas frischen gedünsteten Fisch als kleine Abwechslung. Alle diese Gerichte müssen natürlich nach Belieben der jeweiligen Gegend und den Jahreszeiten mit ihren Produkten angepaßt werden.

Ich verschreibe für die verschiedenen Krankheiten absolut keine komplizierten Spezialitäten, sondern richte mich ganz nach der Konstitution und soweit wie möglich auch nach dem Geschmack des Patienten.

Abendessen

Nicht spät und besonders mäßig essen.

Etwas Obst oder auch gar keins – eine kleine Schale saure Milch mit einem Eßlöffel milchsaurem Weizen bzw. Vollreis und einen Löffel Honig. (In Europa eventuell eine Scheibe Knäckebrot dazu, das wir hier leider nicht haben.)

Als Zusatz zu dieser Ernährung nehmen wir täglich eine Tablette mit Kelp (z. B. *Algasan V* von der Firma Bioforce A. Vogel, im Reformhaus erhältlich) als wertvolle Quelle aller notwendigen Mineralstoffe und Spurenelemente aus dem unerschöpflichen Reservoir des Meeres.

Reichlicheres Abendessen bei Einladungen oder besonderen Gelegenheiten sollte bei empfindlichen Menschen am nächsten Morgen durch Auslassen der ersten Mahlzeit oder ein besonders einfaches Frühstück (nur Obst) wieder ausgeglichen werden.

Die wichtigsten Ausscheidungsmethoden

Nur Reinlichkeit kann heilen.
Louis Kuhne

Angesammelte Fremdstoffe, die nicht für die Erhaltung des Lebens assimiliert und darum als unbrauchbar ausgeschieden werden können, hemmen mit der Zeit die natürlichen und vollkommenen Funktionen des menschlichen Organismus und müssen daher logischerweise zu organischen Störungen, chronischen Krankheiten, Siechtum oder vorzeitigem Tod führen.

Neben der Aufnahme einer vollwertigen Nahrung muß also unser Augenmerk in erster Linie den *Ausscheidungen* des Körpers gelten, denn nur Reinlichkeit kann die Gesundheit erhalten und heilen! Alles, was die Ausscheidungen der dafür bestimmten Organe (Lunge, Haut, Nieren, Darm) fördert, dient der Erhaltung und Wiederherstellung jedes erkrankten Organes und muß daher unbedingt die Grundlage jeder biologischen, d. h. naturgemäßen Krankheitsbehandlung bilden. Ich habe bisher noch nicht erlebt, daß eine weise gesteuerte Ganzheitsbehandlung nicht die Funktionen der Ausscheidungsorgane und damit *jede* Krankheit *günstig* zu beeinflussen imstande gewesen wäre.

Dafür einige kurze Beispiele: Eine jung verheiratete Frau hatte eine heftige Bindehautentzündung, die bei keiner der bisherigen Spezialbehandlungen hatte weichen wollen. Sie wollte gern mit ihrem Mann einen Silvesterball besuchen und kam drei Tage vorher verzweifelt zu mir mit der Bitte um schnellste Hilfe. Ich ließ sie zunächst ein Abführmittel nehmen, dazu zwei Tage nur Obst und rohe Gemüsesäfte und jeden Tag drei Kuhnesche Reibesitzbäder von je einer halben Stunde Dauer. Alle Stunde ein kaltes Augenbad mit einem von mir hergestellten Augenwasser unterstütze diese »Ganzheitsbehandlung«, und nach drei Tagen ging meine glückliche Patientin ohne Beschwerden zum Ball.

Schwerer war ein Fall von ägyptischer Augenkrankheit (Trachom), die ohne Spezialbehandlung der Augen durch Regelung der schlechten Verdauung, langdauernde vegetarische, vorwiegend Rohkost, Sonnen- und Dampfbäder sowie tägliche kalte Reibesitzbäder vollständig geheilt wurde, nachdem die Patientin seit zehn Jahren immer wieder an dieser außerordentlich schmerzhaften Krankheit gelitten hatte.

Ein Amerikaner kam mit einer heftigen Neuralgie an Hinterkopf, Schulter und Arm, so daß er sich vor Schmerzen kaum rühren konnte. Da er binnen drei Tagen nach USA übersiedeln mußte, hatten wir es mit der Heilung sehr eilig. Am ersten Tage bestrahlte ich ihn infrarot, ließ ihn gründlich schwitzen mit nachfolgender kalter Abgießung und ihn außerdem ein Darmbad nehmen. Am zweiten Tag erneut eine Bestrahlung, ein Überwärmungsbad nach Frau Schlenz und mehrfache eiskalte Güsse tagsüber sowie eine entlastende Diät. Nach einer letzten Behandlung am dritten Tag waren die Schmerzen total verschwunden und mein Patient konnte reisen!

Wenn ich im folgenden nur möglichst einfache Ableitungsmaßnahmen anführe, d. h. Maßnahmen, die aus dem Körper herausschaffen, was ihn belastet oder ihm schadet, so tue ich es mit dem Wunsche, jedem etwas für den Hausgebrauch zu geben: Übungen oder Behandlungen, die ohne großen Zeitverlust neben der täglichen Arbeit durchzuführen sind, wenn man nur den toten Punkt einmal überwunden hat und entschlossen ist, genau wie das tägliche Rasieren, Frisieren und Zähneputzen, noch einige Dinge zur Gewohnheit werden zu lassen, die uns eines Tages durch erhöhtes Wohlbefinden unsere relativ geringe Mühe lohnen werden!

Wer sich für Yoga interessiert, dem empfehle ich das sehr gute *Hatha-Yoga Übungsbuch* von Selvarajan Yesudian (mit vielen Abbildungen). Daraus läßt sich auch der Kopfstand erlernen zur Erhaltung oder Besserung des Gedächtnisses und geistiger Spannkraft. Oder aber wenigstens die Kerze. Auch das Liegen auf einem schrägen Brett mit dem Kopf nach unten (die Füße liegen dabei

30 Zentimeter höher als der Kopf) ist für zehn bis fünfzehn Minuten zur Durchblutung des Gehirns – aber nur mit leerem Magen – eine große Wohltat.

Für mich ist der morgendliche Beginn mit Trockenmassage mit einem recht rauhen Luffalappen, Wechseldusche, rhythmischen Atemübungen nach Dr. Hanisch (Masdasnan) und Yogaübungen die schönste Stunde des Tages.

Obwohl ich mein Leben lang mit Begeisterung gewandert bin, ist jetzt mein einziger richtiger Spaziergang im Freien: sonntags am Strand des Karibischen Meeres. Im übrigen leben wir in einer asphaltierten Tropengroßstadt ohne Parks und Wälder, so daß ich mir das ausgiebige Laufen nach meinem Sinn jahrelang für gelegentliche Urlaubsreisen in die Heimat aufsparen muß.

Aber überall, wo Klima und Natur erlauben, zu Fuß zu gehen, sollten die Menschen dies wahrnehmen und sich nicht nur motorisiert fortbewegen. Ein Arzt antwortete auf die Frage, welches der beste Weg zur Erhaltung der Gesundheit sei: »Der Fußweg!« Und ein anderer prophezeite, daß im Laufe der Jahrhunderte die Menschen ohne Füße zur Welt kommen müßten, weil diese nicht mehr zum Laufen benutzt würden und darum langsam atrophierten!

Im Fernen Osten sind sie endlich soweit, die Füße nicht mehr durch künstliches Wickeln am normalen Wachstum zu hindern und zu deformieren; wir im Westen aber ruinieren sie durch falsches Schuhwerk aus Modewahnsinn und Mangel an Bewegung auf lebendigem Boden. Primitive Völker, die nie Pflaster getreten haben, brauchen keine Einlagen wie wir, sie haben keinen Spreiz- und Senkfuß, keinen »Ballen« und keine Hühneraugen. Das alles bleibt der Zivilisation vorbehalten. Sie brauchen auch keine Atemübungen wie wir, sie atmen und laufen in königlicher Haltung und tragen dabei noch schwere Lasten auf dem Kopf, daß man sie nur beneiden kann.

Wie wichtig aber für uns, die wir das richtige Atmen verlernt haben, tägliche Atemübungen sind, möchte ich an dieser Stelle sehr nachdrücklich betonen. Es gibt viele Methoden und Systeme, die alle ihr Gutes haben. Ich habe mich intensiv mit der Atemlehre nach Masdasnan befaßt und daraus gelernt, daß die beste Gymnastik ohne richtiges Atmen nur einen Bruchteil von dem erreichen kann, was wir uns von ihr versprechen und für unsere Gesunderhaltung brauchen.

Es nützt zwar viel, aber lange noch nicht genügend, wenn wir hin und wieder eine Urlaubsreise unternehmen und in freier Natur das Beste tun, um alle Mängel des Großstadtlebens auszugleichen. Viele Menschen tun aber nicht einmal das, sondern vertauschen nur vorübergehend den Ort, ohne ihre Lebensweise wesentlich zu ändern. Sie schleppen die Unruhe und Hast ihres Alltags mit und sausen motorisiert weiter durch die Welt, anstatt ihre Schönheit in Ruhe zu genießen und das zu tun, was ihnen die Großstadt heute oft kaum noch bieten kann – nämlich zu wandern und die Lungen frei zu atmen von angestauter Kohlensäure. Heutzutage ist das Wandern großteils den älteren Semestern vorbehalten, und auch denen nur, wenn sie noch keine Autobesitzer sind! Ich bekam eine Zuschrift von der Stiftung »Spazierengehen e. V.«, in der der Gründer der Stiftung, Dr. Georg von Opel, folgendes schrieb: »Es geht um Ihre Gesundheit: Wir leben in einer freizeitfreundlichen und bewegungsfeindlichen Zeit. Die Fortschritte der Technik haben dem Menschen im Beruf und im Privatleben soviel Bequemlichkeit verschafft, daß es verständlich ist, wenn diese Bequemlichkeit auch genossen wird. Aber daraus entstehen auch Gefahren, die als Zivilisationsschäden und als Zivilisationskrankheiten bekanntgeworden sind und über die besorgniserregende Statistiken vorliegen. Die moderne Technik legt den Körper lahm, der Sport soll ihn wieder beschäftigen, er soll den Bewegungsausgleich bringen. Aber im Wettlauf mit der Technik liegt der (aktive) Sport in der Bundesrepublik noch weit zurück, und so wird es trotz aller Anstrengungen wohl geraume Zeit bleiben.

Spazierengehen ist ein erster Schritt, die Nachteile der Technik zu ›umgehen‹. Spazierengehen ist ein erster Schritt, die Trägheit zu überwinden, die körperliche ebenso wie die seelische und geistige. Spazierengehen ist ein erster Schritt, der jedem täglich oder zumindest regelmäßig möglich ist. Er bedarf nur einer kleinen Forderung an sich selbst.«

Nach der ersten Woche gab es bereits 4 000 Bewerber. Der ganze Unkostenbeitrag kostete 40 Pfennig in Briefmarken. Dafür erhielt der Teilnehmer ein Heftchen zum Eintragen seiner täglichen Spaziergänge in jedem Monat für ein ganzes Jahr. Für 100 Stunden Laufen erhielt er nach Ablauf des Jahres ein Bronzeabzeichen, für 200 Stunden das silberne und für 300 Stunden das goldene Abzeichen. Bei höherer Stundenzahl konnten die beiden ersten Abzeichen übersprungen werden und sofort das goldene beantragt werden.

Prof. Dr. med. Noecker, Leverkusen, schrieb diesem menschenfreundlichen Verein: »Die Herz-, Kreislauf- und Gefäßerkrankungen hatten 1962 mit 48 Prozent den höchsten Anteil an Sterblichkeit. Sie verzeichneten dabei in der Bundesrepublik eine Zuwachsrate wie in keinem andern Land der Erde. Es wäre falsch, zu behaupten, daß dies ›schicksalbedingte‹ Schäden seien. Ohne Zweifel ist regelmäßig ausgeübte körperliche Bewegung eines der wichtigsten Mittel zur Verhütung der Kreislaufschäden.«

Der Verein richtete sich auch an die Autofahrer: »Bitte aussteigen und spazierengehen.« Dr. Fromm, Präsident der Bundesärztekammer, meinte: »Wenn es einem Menschen gelingt, mit der ganzen Überzeugungskraft der modernen Werbung die Deutschen dazu zu bewegen, daß sie mehr zu Fuß gehen, dann erreicht er für die Volksgesundheit mehr als alle problematischen Verbesserungen und Krankengeldleistungen sowie Lohnfortzahlungen oder auch Neubauten von Sanatorien.«

Die abgekämpften Städter nehmen hin und wieder ihre Zuflucht zu Atem- und Gymnastikkursen, die wenigstens einen Teil dessen ersetzen können, was ihnen an gesunder Bewegung fehlt. Im besten Falle tun sie das alles mal in einigen Ferienwochen unter begeisterten Mitmenschen, die auch laufen, turnen, atmen, Kneippkur machen und »vielleicht« sogar mal vernünftig essen und trinken. Man wirft sich in die Brust und versichert, nun auch ganz gewiß alles zu Hause weiter fortzuführen.

Doch nur allzubald schlafen solche guten Vorsätze wieder ein, weil der Alltag einen auffrißt oder, besser gesagt, die eigene Willenskraft nicht ausreicht. Man verschiebt alles wieder auf den nächsten Urlaub, weil man ja jetzt wirklich keine Zeit mehr hat, obwohl eine Gesundheitspflege von einer halben bis zu einer ganzen Stunde pro Tag schon erübrigt werden könnte!

In unsern ständig wachsenden Großstädten wird es vielfach mit dem Spazierengehen in guter Luft immer schwieriger. Aber Atmen und Bewegung können unter Umständen noch wichtiger sein als nur gesunde Ernährung, oder aber die beste Ernährung allein kann unsere Gesundheit nicht erhalten, wenn Bewegung und Atmen in guter Luft fehlen. Wir sind hier, in den Tropen, wo es tagsüber kein Vergnügen ist, in der glühenden Sonne zu Fuß zu gehen, geradezu als fanatische Fußgänger bekannt. Nur bei gewitterartigen Tropenregen müssen wir zu Hause bleiben, weil unsere Straßen ohne Kanalisation unpassierbar werden; aber sonst vergeht kein Tag, wo wir nicht in der Dämmerstunde und vor dem Schlafengehen unser Pensum genügsam durch die immer gleichen und oft recht reizlosen Straßen laufen und immer wieder dankbar sind, daß wir Füße haben, die noch laufen können, froh über schöne Sonnenuntergänge oder strahlenden Sternenhimmel. Wir haben uns selbst hier das »goldene Abzeichen« von Opel erworben! Auf einer Reise nach Florida sprachen uns oft Amerikaner erstaunt an und schüttelten völlig verständnislos den Kopf über uns unentwegte Strandläufer. Jeder dieser amerikanischen Feriengäste hatte vor seinem Apartmenthaus seinen »Straßenkreuzer« stehen, mit dem er selbst wenige Hundert Meter zurücklegte, um nur ja nicht laufen zu müssen. Zugegeben, daß es herrlich sein kann, auch mal motorisiert durchs weite Land zu fahren; aber es kann nie genug betont werden, wie wichtig tägliches Laufen als notwendige Ergänzung für eine gesunde Lebensweise ist oder aber als Ersatz für solche Bewegung im Freien tägliches Frühturnen zu Hause.

Bei dieser Gelegenheit noch eine sehr gute Atemübung, die »rhythmische Atemübung« (nach Masdasnan): Man setze sich in »ägyptischem Sitz« gerade auf einen Stuhl, lehne sich oberhalb des Gesäßes an den Stuhl an, lasse aber den Rücken frei, dehne die Brust aus, wobei der Unterleib zurückgezogen bleibt, lege die Hände auf die Oberschenkel und presse die Ellenbogen leicht gegen die Hüften. Finger und Daumen bleiben entspannt ausgestreckt, zwischen Daumen und Zeigefinger bildet sich ein Raum wie ein V. Die Fersen berühren sich nicht und bleiben etwa fünf Zentimeter voneinander entfernt, die großen Zehen etwa zwölf Zentimeter. Der Mund ist geschlossen, Ober- und Unterkiefer sind leicht getrennt, die Zunge ist entspannt, und ihre Spitze berührt die Schneidezähne, der Oberkörper ist gerade aufgerichtet. Man atmet sechsmal kurz ein und aus, nach dem sechsten Einatmen so lange wie möglich ausatmen. Dann rhythmisch vier Sekunden ein und vier Sekunden ausatmen, was bei Kurzatmigkeit auch so lange beibehalten wird, bis sieben Sekunden Einatmen und sieben Sekunden Ausatmen ohne Hast geleistet werden. Man konzentriere sich darauf, die unteren Lungenflügel gut mit Luft zu füllen. Es soll dabei nach Ein- und Ausatmen jedesmal eine kurze Pause von vier Sekunden gemacht werden, und die Atemübung soll insgesamt drei Minuten dauern.

Die heute so häufigen Haltungsschäden der Großstadtmenschen – schon bei einem Viertel der Schulkinder – sind ohne Zweifel auf einen Mangel an natürlicher Nahrung, Licht und ausreichender Bewegung in reiner Luft zurückzuführen. Es gibt da unendlich viele schädigende Faktoren, die aus unserem Leben in der Zivilisation leider nicht wegzudenken und auch praktisch nicht zu beseitigen sind. So wird z. B. hin und wieder mal verkündet, welche gefährliche Rolle die Kohlenoxydgase spielen, die in allen großen Städten und teils sogar in Kurorten die Luft verpesten. Es soll auch schon eine Erfindung gemacht worden sein, die eine restlose Verbrennung der Autogase ermöglicht. Welcher Segen, wenn dies Wunder der Technik endlich einmal praktische Wirklichkeit würde!

Bei der vergifteten Großstadtluft sind gerade die Kinder, deren Atmungsorgane sich auf der Höhe der ausströmenden Autogase befinden, noch gefährdeter als die Erwachsenen. Weiter das ewige Bahn- oder Busfahren in stickiger Luft in überfüllten Wagen, die oft eher einem Vieh- als einem Menschentransport ähneln, das Laufen auf asphaltierten Straßen, die großen Entfernungen, die neben der Schule immer weniger Zeit zu Ausflügen und regelmäßiger Bewegung auf lebendigem Boden lassen – alles das übermüdet bereits die Jugend, setzt ihre Leistungsfähigkeit körperlich und geistig herab und führt zu mangelhaftem Atmen, zu den erwähnten Haltungs- und auch zu Fußschäden, wie Senk-, Spreiz- und Plattfuß, und allen möglichen Versteifungen der Fußgelenke bei Erwachsenen, die mit ihren Reflexen auf die entferntesten Organe ausstrahlen.

Nach Ansicht bedeutender Orthopäden ist das Problem solcher Fußschäden mit Einlagen absolut nicht zu lösen, selbst wenn zunächst durch Hebung des Fußes Schmerzen gelindert werden. Doch letzten Endes kapitulieren wir mit diesen Stützen vor dem Übel, beseitigen es aber nur durch systematische Bewegungstherapie, die jeder leicht zu Hause ausführen kann, wie Seilhüpfen (das Hüpfen geht auch eventuell ohne Seil), Zehengang, Fußrollen, Fußmassage usw. Wenige Minuten reichen aus und erfrischen auch zwischendurch bei sitzender Lebensweise und überwiegend geistiger Arbeit wohltuend. Auf solche ausgleichende Bewegung sollte auch in den Schulen viel mehr geachtet werden! Denn das stundenlange gebeugte Sitzen führt durch mangelhaften, zu flachen Atem und schlechte Durchblutung des Gehirns zu schneller Ermüdung und Überanstrengung der Augen.

Es gibt also ein großes Arbeitsfeld, wenn unsere Kinder und Kindeskinder nicht immer mehr an Gesundheit und Leistungsfähigkeit einbüßen sollen in einer Zeit, wo es zu sehr um die stürmische Entwicklung der Technik und immer noch zu wenig um die Erhaltung der menschlichen Gesundheit geht!

Wieweit neben vielen zivilisatorischen Schäden der bereits erwähnte Modewahnsinn unserer Schuhfabriken an der Degeneration der armen Frauenfüße beteiligt ist, brauche ich kaum zu betonen; und nicht einmal allein an Krankheiten der Füße, sondern an Verlagerungen der inneren Organe mit unübersehbaren schweren Folgen für die Gesundheit im allgemeinen. Bei vielen Frauen kommt zum Glück die Vernunft mit der Zeit, aber leider oft auch erst, wenn die fortgeschrittenen Gesundheitsschäden nur noch operativ beseitigt werden können.

Dr. F. Bahnemann erfand verschiedene orthopädische Geräte

für gesunde Gymnastik zu Hause, um »Heilung in und durch Bewegung« zu erzielen, den ganzen Körper aus Verkrampfungen zu lösen und zu lockern, Haltungsschäden bei Kindern und Erwachsenen zu beseitigen. Der gesamte gestaute »Säftestrom«, wie er bei allen Kranken vorhanden ist, kommt durch Bewegungstherapie allmählich wieder ins Fließen und versorgt den ganzen Körper erneut bis in die letzten Zellen mit lebenswichtigen Elementen.

Nach Dr. Bahnemann »gehen jahrelang bestehende Kopfschmerzen – auch Migräne –, Gesichtsschmerzen (Trigeminusneuralgien), Sehnenscheidenentzündungen, Leistungsschwäche, Krankheiten des Kreislaufes, der Verdauungsorgane, Nervenentzündungen, Schlafstörungen, Depressions- und Angstzustände verblüffend schnell zurück.« Der Mensch gewinnt sein Wohlbefinden wieder.

»Die Wirbelsäule ist die Säule der Gesundheit«, sagte Are Waerland. Und wie schlecht behandelt der Mensch sie schon von Jugend auf!

Es wird in der heutigen Zeit, die im allgemeinen an »Bewegungsarmut« krankt, viel zu wenig beachtet, daß Bewegung das A und O für unsere Gesundheit ist, daß sie unsern Lymphstrom mit seiner großen Bedeutung für die Ernährung unseres gesamten Zellhaushaltes und gleichzeitig für den Abtransport der giftigen Abfallstoffe, intakt erhält. Also darf diese Lymphflüssigkeit nie aufhören zu fließen, um lebensgefährlichen Mangelerscheinungen vorzubeugen. Denn die richtige Ernährung aller Zellen entscheidet in erster Linie über Gesundheit und Krankheit.

Wir hören zwar, daß unser Körper zu etwa 60 Prozent aus »Wasser« besteht, wissen aber viel zuwenig von dem, was die Lymphe und deren Stauungen in den Geweben für unsern gesamten Stoffwechsel und die Erhaltung unserer Gewebe in gesundem Zustand bis ins hohe Alter bedeuten.

Diese ganzen Fragen warfen Dr. Vodder, Dänemark, und Dr. Bahnemann in einem großen wissenschaftlichen Werk über Lymphdrainage auf und wiesen neue Wege, wie diese entstauende Massage nicht nur vorbeugend, sondern auch heilend technisch angewandt werden kann. Es ist eine sehr sanfte und doch tief wirksame Massage, die sogar imstande ist, nach einer großen

Lymphknotenentfernung bei einer Krebsoperation, zum Beispiel unter und in den Armen bei Brustkrebs, neue Lymphknoten zu entwickeln, wie ich selbst bei einer operierten Frau feststellen konnte, die auf diese Weise sehr schmerzhafte postoperative Anschwellungen des Armes wieder völlig verlor. Lymphdrainage ist hier auch noch regenerierend möglich, sowohl bei Kindern als auch bei körperlich behinderten Patienten und alten Leuten, die nicht imstande sind, alle Schäden durch Körperbewegung allmählich auszugleichen, die ihre letzte Ursache in Lymphstauungen und mangelhafter Ausschwemmung von pathologischen Ansammlungen von Gewebsflüssigkeit haben.

Ein alter Mediziner in Brasilien klagte mir kürzlich brieflich sein Leid, daß er zunehmend unter Zitterlähmung der Extremitäten litte und kaum noch gehen könnte. Ich riet ihm zu strenger Diät, besonders aber zu systematischer Bewegung und Atemübungen, die ihm in kurzer Zeit so wunderbar halfen, daß er nun bereits am Meeresstrande weite Wege laufen und sogar täglich meinen Ratschlag befolgen kann, Seil zu hüpfen. Und das mit 75 Jahren!

Ein alter Freund von uns, dem ich schon vor 25 Jahren einen Herzinfarkt an der Nasenspitze ansah, mußte vor lauter Schwäche schließlich das Land hier verlassen, weil er die Höhe der Landeshauptstadt von 2 600 Metern nicht mehr ertragen konnte. Er zog nach Südspanien, arbeitete seither täglich mindestens eine bis eineinhalb Stunden in seinem Garten und geht außerdem reichlich spazieren mit dem Erfolg, daß seine Herzbeschwerden völlig verschwunden sind, solange er nicht Reisen unternimmt, bei denen er auf seine gewohnte Bewegung und Arbeit verzichten muß.

Wenn unsere Vorfahren durch einen Streit oder Schrecken eine starke Erregung erlitten, bei der jedesmal über die Nebennieren ein sofortiger Adrenalinstoß ins Blut ergossen wird, um zu großen körperlichen Leistungen, zu Flucht oder Kampf, zu befähigen, nutzten sie instinktiv diesen Trieb zu starker Betätigung aus und konnten dadurch eine lebensgefährliche Speicherung des Adrenalins verhindern.

Bleibt dieses naturgegebene Adrenalin aber ungenutzt, wird ein unnatürliches Hineinfressen von plötzlichen Erregungen oft die Ursache eines Herzinfarktes. Da wir in unserer Zivilisation aber in solchen Fällen keinen Boxkampf anzetteln wollen oder können, ist es das beste, wenn wir uns durch kräftige Körper- und Atemübungen bewußt entlasten und gleichzeitig beruhigen, damit einer Stauung des Adrenalins seine Gefahr zu nehmen und das seelische Gleichgewicht und die ruhige Herzfunktion zu retten.

Wer sich sein Leben lang genug Bewegung verschafft, den Körper nicht durch zu warme Kleidung verweichlicht und ihn möglichst viel der Luft und der Sonne aussetzt, wird über eine mangelnde Funktion der Haut nicht zu klagen haben. Diese aber ist unendlich wichtig, denn die *Haut* ist neben der Lunge und zur Unterstützung des Herzens ein Ausscheidungsorgan, von dessen Funktion in kritischen Momenten selbst unser Leben abhängen kann.

Es wird zwar viel von der Pflege der Haut gepredigt, doch das ist in erster Linie kommerzielles Interesse der kosmetischen Industrie und der Schönheitssalons, die für manche Frauen der beliebteste Aufenthaltsort sind. Denn man will ja gern recht »schön« sein und bildet sich ein, die Schönheit hinge allein von der äußeren Hautpflege ab.

Über solchen Sorgen wird dann ganz vergessen, daß die Haut Poren hat, die von innen heraus saubergehalten werden müssen, um genügend Sauerstoff aufnehmen zu können, daß sie ein Schutz gegen Temperaturunterschiede für den Körper ist und daß sie Schweißdrüsen als Wärmeregulatoren hat, um den Menschen gegen zu große innere oder äußere Hitze durch entsprechende Ausscheidungen zu schützen. Also dürfen diese Poren nicht verstopft sein, sondern müssen elastisch auf jeden Temperaturunterschied mit automatischem Öffnen und Schließen reagieren und im Falle von Krankheit und Fieber imstande sein, den Körper durch die in Aktion tretenden Schweißdrüsen von Fremdstoffen zu befreien, damit die inneren Organe zu entlasten und vor Überhitzung zu schützen.

Das beste ist daher, die Haut durch vorbeugende Maßnahmen elastisch zu erhalten, dann ist der Körper im Krankheitsfall widerstandsfähig und imstande, durch Schwitzen, wenn es nötig ist, Fieber und Krankheitsstoffe abzuleiten.

Um die Haut für diese wichtigen Aufgaben intakt zu bewahren und um den Körper von Zeit zu Zeit zu »entschlacken«, sollte jeder in regelmäßigen Abständen eine Sauna besuchen, wie sie heute in den meisten großen Städten zu finden ist.

Wer es sich leisten kann, kaufe sich eine Heimsauna, und wer zu beidem kein Geld hat, setze sich auf einen Rohrstuhl mit einem Topf kochenden Wassers darunter, hänge sich ein Bettuch und eine Wolldecke um und schwitze primitiv auf kleinstem Raum zu Hause. Die Hauptsache ist, er schwitzt mal gründlich »alle Bosheit« aus, wie der Volksmund sagt. Nachher eine kalte Dusche oder Abreibung, und solch ein Bad ist die größte Wohltat, die man sich vorstellen kann!

Wer heutzutage keinen Rohrstuhl mit Löchern mehr besitzt, kann auch einen Stuhl mit Holz- oder Plastiksitz mit der Lehne auf den Boden umkippen, setzt sich auf den Rand des Sitzes mit gespreizten Beinen, die Füße außen neben den Stuhlbeinen, stellt in die Mitte einen großen Topf mit kochendem Wasser oder besser mit Kamillenabkochung und anderen schweißtreibenden Kräutern, hängt sich einen Plastikumhang um die Hüften, hält sich oben mit einem alten Pullover oder einer Wolldecke warm und nimmt so ein Schwitzbad von 20 Minuten. Mit einem solchen Bad habe ich sehr viele meiner oft ganz armen Patientinnen, die keinerlei Bequemlichkeiten zu Hause und kein Geld für große Ausgaben haben, ohne alle Drogenbehandlungen von quälenden Unterleibsleiden jeglicher Art befreien und sogar angeblich notwendige operative Eingriffe verhüten können.

Während eines ganzen Sauna-Schwitzbades habe ich verschiedentlich bei mir selbst und bei Patienten die Körpertemperatur kontrolliert: Diese steigt langsam an bis auf 38,5 Grad. Lasse ich nachher im Bett zugedeckt weiterschwitzen, hält die Temperatur bis zur kalten Nachbehandlung fast auf der gleichen Höhe an; bei sofortigem kaltem Abgießen sinkt sie natürlich plötzlich ab.

Dampfbäder erzeugen mit ihrer feuchten Hitze die gleichen Wirkungen.

Eine rein lokale starke Überwärmung ist bei akuten Schmerzanfällen, wie Menstruations- und Gallenkoliken, Magenkrämpfen, ebenso bei Sehnenzerrungen sowie Rheumatismus, Hexenschuß usw., durch Dampfkompressen zu erreichen, die erstaunlich schnell wirken. Man legt ein feuchtes Tuch auf die schmerzende Stelle und eine Wärmflasche darauf. Sobald das Tuch zu trocken wird, muß es wieder angefeuchtet werden.

Wer eine infrarote Lampe zur Hand hat, kann ein heißes, nasses Tuch auf die zu behandelnde Stelle legen und dann bis zur Erleichterung der Schmerzen mit der Lampe direkt bestrahlen.

Vor vielen Jahren bat mich ein österreichischer Arzt, der eine ambulante Klinik im Innern von Kolumbien hatte, um meine Mitarbeit. Er hatte als einziges Behandlungsgerät einen Ultrathermapparat, der in seiner damaligen Form heutzutage längst durch moderne Apparate überholt ist, und hieß unter den Deutschsprechenden im ganzen Lande scherzhaft »der Mann mit der Wunderkiste«. Er legte seinen Patienten auf eine Hartgummiplatte von Bettlänge, packte sie in drei Bettlaken ein, wärmte dann elektrisch die Platte und ließ die Patienten je nach Krankheit kürzere oder längere Zeit schwitzen – mit dem Erfolg, daß sie bis 39, 39,5 oder gar 40 Grad Fieber bekamen und die Bettlaken auszuwringen waren, als hätte man sie in Wasser getaucht.

Eine wahre Roßkur, aber so wirksam, daß in neun Sitzungen sogar Syphilis geheilt wurde, wie mir ein Kranker selbst bestätigte.

Ein Patient, der mit Lungenentzündung aufgegeben war, wurde in letzter Stunde mit einem Extraflugzeug zu diesem Arzt gebracht und durch Schwitzbäder gerettet.

Und was tut die irregeleitete Menschheit heute? Kaum hat ein Kranker Fieber, wird Penicillin gegeben, um nur schnellstens das wunderbare *Heilfieber* zu vertreiben. Und dabei gibt es so einfache und gute Linderungsmittel bei Fieber, wie kalte Arm- und Beinwickel, Leibwickel und Halb- und Ganzpackungen nach Sebastian Kneipp, ohne dadurch die Heilwirkung des Fiebers im geringsten zu schmälern.

Wenn in Deutschland die Sucht nach Medikamenten vielleicht noch nicht ganz so stark ist wie zum Beispiel in den amerikanischen Ländern, so ist das neben der Naturheilkunde, die immer mehr an Boden gewinnt, und der Homöopathie zum großen Teil dem Kneippbund zu verdanken, der mit seiner unermüdlichen Propaganda, mit seinem Schrifttum und seinen Vorträgen unter Mitarbeit der besten Ärzte, mit seinen an Zahl ständig wachsenden Kurorten eine hervorragende theoretische und praktische Volksaufklärung und -erziehung betreibt.

Wenn ich im Ausland nach einer besonders guten Erholungskur während eines Deutschlandaufenthalts gefragt werde, rate ich immer wieder zu einer Kneippkur; und ich kenne manchen bisherigen Verächter aller natürlichen Maßnahmen, der dadurch zum begeisterten Kneippianer geworden ist.

Kneipps Behandlung in ihrer korrekten Form kann jeder Laie studieren und die einfachsten und praktischsten für seinen Hausgebrauch verwenden. Irgendeine Wanne existiert in jedem Haushalt, in der man schnell ein erfrischendes kaltes Armbad von 20 Sekunden Dauer machen kann, wie es in vielen Kneippkurorten als tägliche Nachmittagsbehandlung vorgeschrieben wird. Oder vorm Schlafengehen wassertreten in fußhohem kaltem Wasser in der Badewanne.

Wer zum Frieren neigt, wird Wechselbäder vorziehen: Arm- und Beinbäder im Wechsel sind sehr angenehm in ihrer anregenden Wirkung für den Blutkreislauf, dessen Störungen sich zuerst in den Extremitäten bemerkbar machen. Beinbäder sind nicht allein für ermüdete Füße und Beine eine Wohltat, sie wirken auf die gesamte Zirkulation ein und regen den Stoffwechsel an (fünf Minuten heiß, eine halbe bis eine Minute kalt, das nochmals wiederholen).

Für diese letzte Anwendung braucht man allerdings wenigstens eine Kneippsche Beinwanne, weil in einem gewöhnlichen Eimer das Wasser die Waden nicht hoch genug bedeckt. Die kalte Nachbehandlung kann mit einer Handbrause oder mit einem Schlauch ohne Brause gemacht werden.

In einem warmem Sommer wird gewiß jeder gern *nur* kalte Anwendungen machen und ihre anregende Wirkung genießen!

Bei einer solchen Kur kann jeder aufmerksame Beobachter lernen, zu welchen Reaktionen unser Organismus fähig ist, wenn wir ihn auf die rechte Weise ansprechen. Und es wird ihm klar, wie ein harmonisches Zusammenspiel aller Körperfunktionen durch ein einfaches, natürliches Leben, das den Organismus stählt und abhärtet, erhalten oder neu erreicht wird. *Nicht* jedoch durch den immer wachsenden Genuß von Drogen, der uns langsam, aber sicher versklavt, bis wir ohne künstliche Mittel einfach nicht mehr existieren können.

Ich hatte einen sogenannten »Quartalsäufer« als Patienten: Er hatte kurze Perioden, wo er keinen Tropfen Alkohol trank, dann aber trank er wieder haltlos wochenlang. Er selbst hatte hin und wieder den ernsten Wunsch, von seinem Laster loszukommen und reiste schließlich mutig nach Europa und internierte sich in einer Fachklinik für alkoholischen Entzug.

Nach einigen Monaten kam er überglücklich wieder zurück, zur Unterstützung seiner neuen Lebenshaltung aber mit Pillen bewaffnet, die ihm den Geschmack am Alkohol gründlich verdarben; er schluckte sie täglich, und wenn er doch etwa einen Tropfen trank, mußte er sich erbrechen. Die ganze Familie war mit ihm froh über das Mittel, das von nun an ihr Glück garantieren sollte.

Das ging auch eine ganze Weile gut, bis eines Nachts im Hause der Leute eingebrochen wurde, um ein – mit dem letzthin nicht mehr vertrunkenen Geld neu gekauftes – Radio zu stehlen. Es kam dabei zu einer Schießerei, und der Ehemann wurde in den Oberschenkel getroffen. Man brachte ihn in eine Klinik, bis die etwas komplizierte Wunde wieder verheilt war.

In der Aufregung aber hatte man natürlich vergessen, die rettenden Pillen mitzunehmen, was zur Folge hatte, daß der Patient am Tage nach seiner Entlassung ausging und sofort das Trinken von neuem begann! Nun aber hatte er nicht einmal mehr die Willenskraft, seine Pillen zu schlucken, und gab sich seinem alten Laster für Jahre hin, bis er derartig abgestumpft war, daß er nur noch selten Lust hatte auszugehen, und sich, geistig völlig stumpfsinnig, langsam an ein eingesperrtes Dasein ohne Alkohol gewöhnte. Zu solchen Katastrophen kann es führen, wenn der

Mensch sich ausschließlich von der Hilfe von außen abhängig macht, statt auf seine eigene Willenskraft zu bauen!

Nach dieser kleinen Abschweifung zurück zu unseren Wasserbehandlungen!

Ein sehr wichtiges Bad sollte nicht vergessen werden, das ähnlich wie sie Sauna und Dampfbäder, aber noch weit intensiver wirkt: das Überwärmungsbad nach der 1946 verstorbenen Frau Maria Schlenz, die als Heilpraktikerin mit ihrer bedeutsamen Schlenzkur von vielen Ärzten anerkannt wurde, unter anderem von Prof. Zabel und Prof. Lampert. Diese beiden Ärzte haben in ihrer Praxis festgestellt, daß die Bäder eine hervorragende Vorbeugung gegen Krebs bieten, weil eine Badetemperatur von 39 Grad Celsius bereits die Entwicklung von anormalen Zellgeweben (Krebs) hemmen kann und bei weiter ansteigender Temperatur bis zu 42 Grad ihre Lebensfähigkeit fast ganz zerstört wird.

Prof. Lampert schildert in seinem Buch *Überwärmung als Heilmittel* seine wissenschaftlichen Tierversuche mit Überwärmungsbädern sowie die klinischen Ergebnisse bei Krankheiten, die nur eine Erwärmung bis 38,5 Grad erfordern, und bei schwersten Krankheiten, deren Heilung erst bei einer Überwärmung von 40 bis 42 Grad möglich ist. Schon fünf Jahrhunderte vor Christi Geburt hat Parmenides ausgerufen: »Gib mir ein Mittel, Fieber zu erzeugen, und ich heile *jede* Krankheit!« Viele bedeutende Ärzte haben bis auf den heutigen Tag diese einfache und große Wahrheit bestätigt.

Jedenfalls aber gehören die Schlenzbäder in die Hand des erfahrenen Arztes und sind für den unkontrollierten Hausgebrauch des Laien natürlich ungeeignet. Unter fachgemäßer Leitung dagegen sind sie eine Therapie von ungeahnter Heilwirkung bei zahlreichen, scheinbar unheilbaren Krankheiten, und zwar unter gar keiner oder nur gelegentlicher Zuhilfenahme von Drogen.

Ohne Gefahr aber kann jeder Überwärmungs-Teilbäder bei sich zu Hause vornehmen, und zwar ansteigende Arm-, Bein- und auch Sitzbäder.

Bei Krampfadern ist Vorsicht geboten mit zu heißen Beinbädern, weil die Hitze die Venen zu stark erweitert, was gerade zu vermeiden ist. Dagegen sind kurze Wechselgüsse für die Beine schmerzlindernd und erleichternd. Die höchste Temperatur soll nicht 38 Grad Celsius überschreiten. Abschließend eine Abreibung mit Apfelessig. Ich empfehle meinen Patienten in solchen Fällen das Fußende des Bettes durch Holzpflöcke acht bis zehn Zentimeter höher zu stellen und die Beine oft durch »Leerlaufen« zu entlasten. Man legt sich dabei flach auf eine nicht zu weiche Unterlage (Bretter unter der Matratze sind für den Blutkreislauf sehr zu empfehlen) und hebt für ein, zwei oder drei Minuten die Beine im Winkel von 90 Grad an. Auch die Kerze ist ausgezeichnet.

In kalten Zonen soll der nicht zu badende Teil des Körpers warm zugedeckt sein, weil auch bei diesen Bädern ein Schweißausbruch angestrebt wird. Man beginnt mit Armbädern, bei denen das Wasser die Oberarme möglichst hoch bedecken soll, mit einer Temperatur von 36 bis 38 Grad Celsius und steigt im Ablauf von zehn Minuten langsam auf 43 Grad an, bleibt weitere zehn bis fünfzehn Minuten bei dieser Temperatur (diese muß also immer wieder kontrolliert und etwas heißes Wasser nachgegossen werden) und schwitzt sofort anschließend auf einem vorbereiteten Ruhebett warm zugedeckt noch eine halbe Stunde nach. Eine abschließende kurze Abwaschung mit kaltem oder, bei sehr empfindlichen Patienten, leicht angewärmtem Wasser wird als sehr angenehm empfunden. Bei Beinbädern verfährt man in der gleichen Weise. Bei Sitzbädern werden die Füße – wenn der Patient kalte Füße haben sollte – auf eine Wärmflasche gestellt.

Wer sich für solche zu Hause durchführbaren Behandlungen in regelmäßigen Abständen – wenn tagsüber keine Zeit dafür ist – abends vor dem Schlafengehen Zeit nimmt, wird zur Belohnung und Freude bald feststellen können, wie er sich damit gegen Anfälligkeit für alle möglichen Zivilisationsepidemien schützen oder auch akute und chronische Beschwerden anderer Art beheben kann.

Als Kneipp sich selbst von seiner damals hoffnungslosen Lungentuberkulose heilte, benutzte er nur *kaltes* Wasser, und als er nach vier Monaten wieder ärztlich untersucht wurde, war seine Tuberkulose ausgeheilt. Seine ganze Therapie, die er aufgrund von langer Erfahrung entwickelte, basierte in der Hauptsache auf kurzen kalten Wasserbehandlungen in Form von Teil- und Vollgüssen sowie Packungen aller Art, die ihn bald nicht nur in, sondern weit über Europas Grenzen hinaus als Heiler und Wohltäter der Menschheit berühmt machten.

Seit Kneipp-Zeiten haben jedoch die Menschen viel durchgemacht, und ihre Reaktionsfähigkeit auf kaltes Wasser hat vielfach gelitten. Darum werden heutzutage in den zahlreichen Kneipp-Badeorten viel Wechselbehandlungen neben den kalten Güssen und Packungen gemacht. Wir sind heute verwöhnter als unsere Großeltern, die noch keine wohlig durchwärmten Wohnungen mit elektrischem Heizofen oder Ölheizung kannten und daher noch eine gesündere Wärmereaktion besaßen als wir.

Aber kaltes Wasser – ja sogar gelegentlich ein Kälteschock auch ohne Wasser – tut doch oftmals Wunder und macht Körper und Geist gesund. Ich möchte von einigen Fällen erzählen; der erste stammt aus meiner eigenen Praxis, die beiden letzteren nicht:

Ich wurde eines Tages von einem Bekannten zu einem Jungen von zehn Jahren gerufen, der seit elf Tagen hohes Fieber hatte und nach Ansicht des Arztes mit Typhus in den letzten Zügen lag.

Da hier in den Tropen das Volk eine heillose Angst vor dem Wasser hat, wenn jemand krank ist, hatte die Mutter das Kind nicht einmal ausgezogen, sondern es lag delirierend mit seinem Fieber, ohne gewaschen zu werden, seit Beginn seiner Krankheit im Bett. Ich ordnete als erstes an, den Kranken auszuziehen und lauwarm gründlich zu waschen, was nach anfänglichem Entsetzen auch geschah. Ich komplimentierte die ganze Nachbarschaft von etwa zehn laut schwatzenden und klugen Personen mitsamt ihren Ratschlägen zum Krankenzimmer hinaus, machte dem Jungen einen Darmeinlauf und wickelte ihn dann nach Kneipp in ein kaltes, nasses Bettuch vom Hals bis zu den Füßen ein. Der Kranke, der solche drastischen Maßnahmen natürlich nicht gewohnt war, schrie erst fürchterlich, beruhigte sich aber unter meinem Zureden bald und schlief wenige Minuten darauf fest ein.

Als er nach fünf Stunden aufwachte, war sein Fieber von 40,6 auf 38,5 Grad gefallen. Er bekam Apfelsinensaft zu trinken, und drei Stunden später wurde die Packung wiederholt. Am nächsten Morgen war die Temperatur auf 37,5 Grad gefallen, stieg aber nochmals auf 38,4 Grad an. Eine dritte Ganzpackung mit erneuter Darmspülung und eine Ernährung nur mit rohen Säften genügten, um ihm das Fieber ganz zu nehmen.

Acht Tage später wurde das Kind aufs Land zu Verwandten geschickt, wo es sich in kurzer Zeit mit der von mir verordneten Diät erstaunlich gut erholte.

Soweit ich mich erinnere, zitiert Dr. Bircher-Benner den nächsten Fall in seinem Buch *Ernährungskrankheiten.*

Ein Mann, der unter häufigen »Dämmerzuständen« litt, sich aber nicht in einer psychiatrischen Klinik befand, stand eines Nachts in einer solchen Attacke auf, zog sich an, ging heimlich bei winterlicher Kälte um ein Uhr morgens in die Kirche und betete dort kniend viele Stunden lang auf dem eiskalten Steinboden.

Als er schließlich im Morgengrauen wieder aufstehen wollte, war er vollkommen steif und konnte sich vor Schmerzen kaum bewegen. Er hatte ganz plötzlich starken Rheumatismus in den Beinen; doch – o Wunder – mit dieser akuten Krankheit war sein chronisches Nervenleiden schlagartig verschwunden, und der Patient war und blieb geistig wieder völlig gesund!

Eines der großen Ziele der Naturheilkunde ist, chronische Leiden über akute Krankheit (Krisenzustände) zur Heilung zu bringen, und dieses Phänomen hat sich in dem eben geschilderten Fall in überzeugender Weise vollzogen!

Beim letzten Fall handelt es sich um ein 17jähriges Hausmädchen, das bei einer mir bekannten Dame in Stellung war. Es litt an Kleptomanie (Stehlsucht) und konnte kein Geschäft verlassen, ohne irgendeinen – wenn auch oft völlig wertlosen – Gegenstand entwendet zu haben: eine Schachtel Streichhölzer, ein Paket Puddingpulver, eine Rolle Garn usw. Alles wurde unter seiner Matratze versteckt, ohne je zu irgend etwas benutzt zu werden.

Der Kaufmann an der Ecke hatte längst diese kleinen Übergriffe des Mädchens bemerkt und warnte nicht nur es selbst, sondern auch seine Arbeitgeberin mit der wiederholten Drohung, das Mädchen bei nächster Gelegenheit der Polizei zu übergeben.

Das Mädchen weinte jedesmal bittere Tränen und versprach hoch und heilig, nie mehr stehlen zu wollen. Es käme gegen seinen Willen ganz plötzlich über es, so daß es einfach irgend etwas nehmen müßte! Als es wieder einmal erwischt wurde, riß dem Ladeninhaber die Geduld, und er sagte der Frau, er würde das Mädel nun ohne Gnade anzeigen. Neue Vorhaltungen, erneut Tränen. Das Mädchen ging deprimiert auf sein Zimmer, und am nächsten Morgen erschien es nicht zur gewohnten Stunde zur Arbeit.

Die Frau des Hauses rief es vergebens, ging schließlich hinauf, fand aber das Zimmer des Mädchens leer und das Bett unbenutzt. Bestürzt alarmierte sie sofort die Polizei. Es war tiefer Winter und in der Nacht waren 30 Zentimeter Neuschnee gefallen. »Beruhigen Sie sich nur«, sagte der Wachtmeister, »das Mädchen kann bei dem hohen Schnee nicht weit gelaufen sein, die werden wir bald finden!« Da die Stadt (Lübeck) damals nicht viele Ausfahrtsstraßen hatte, war das Suchen nicht schwer, und das Mädchen wurde in geringer Entfernung von der Stadt im tiefen Schnee bewußtlos, mit erfrorenen Beinen und Füßen gefunden. Zum Glück war es noch zu retten, aber es mußte viele Wochen im Krankenhaus liegen, bis die Frostwunden wieder verheilt waren.

In dieser Zeit war eine interessante Wandlung in dem Mädchen vorgegangen: Mit dem Erfrieren im Schnee war die Kleptomanie geschwunden und das Mädchen selbst überglücklich. Nach der Theorie von Louis Kuhne wurden die Fremdstoffe, die diese seelische Anomalie verursacht hatten, durch die plötzliche starke Abkühlung in Bewegung und mit der akuten Erfrierungskrankheit zur Ausscheidung gebracht.

Wer kennt nicht den scherzhaften Ausspruch, wenn jemand sich albern oder etwas verrückt benimmt: »Der gehört in eine Kaltwasserheilanstalt!« Diese wunderbare Therapie hat in psychiatrischen Kliniken leider auch längst allen möglichen Drogenbehandlungen Platz gemacht. Was aber eine »kalte Dusche« für ein Segen sein kann, das erlebe ich in meinem Institut Tag für Tag!

Ich habe eiskaltes Wasser selbst bei staupekranken Rassehunden zur Linderung höchsten Fiebers benutzt und ihnen täglich mit einem Schlauch kalte Unterleibsbäder gemacht.

Die Mutter eines kleinen Patienten mit Kinderlähmung erzählte mir eines Tages, unter aus den Vereinigten Staaten per Flugzeug importierten Küken sei eine Seuche ausgebrochen. Die Tierchen seien ganz plötzlich gelähmt und brächen dann tot zusammen. Sie aber hätte sich gesagt: »Was für kleine Kinder gut ist, sollte auch bei diesen Tierchen helfen.«

Als nun vom Nachbarhof die Seuche auch bis zu ihr drang, wo etwa 50 Küken aufgezogen werden sollten, machte sie kurzerhand allen befallenen Tieren kurze Bäder mit eiskaltem Wasser. Mehr als dabei sterben konnten sie ja schließlich auch nicht. Den Küken ging wohl im Moment vor Schrecken die Puste aus: Sie lagen einen Augenblick still, dann aber standen sie auf, schüttelten sich und liefen davon, als ob nichts geschehen wäre!

Als letztes sei noch eine Behandlungsmethode von Dr. Vander, einem Arzt für Naturheilkunde, erwähnt, die trotz ihrer Einfachheit von großer Wirkung ist: Es werden am Tage insgesamt sieben bis acht kalte Abreibungen des ganzen Körpers vorgenommen, und zwar beginnen wir morgens nüchtern mit der ersten, lassen eine Stunde nach dem Frühstück die zweite und bis zum Mittagessen nach je einer Stunde noch zwei weitere Abreibungen folgen, so daß wir bis mittags vier Abreibungen gemacht haben. Zwei Stunden nach dem Mittagessen beginnen wir abermals und haben bis zum Abendessen unser Pensum von sieben Behandlungen erledigt. Vor dem Schlafengehen kann noch eine achte Behandlung vorgenommen werden. Die Schockwirkung ist hervorragend.

Wenn bei Unpäßlichkeit der Ausbruch einer akuten Krankheit unliebsam lange auf sich warten läßt, wie das bei Kinderkrankheiten mit Ausschlag häufig der Fall ist, gibt es keine bessere Methode als diese kalten Abreibungen, um diese auf dem schnellsten Wege ans Tageslicht zu befördern.

Daß auch diese wie jede andere kalte Anwendung nur bei warmem Körper und nicht etwa bei Schüttelfrost vorgenommen werden darf, versteht sich von selbst. Bei chronischen Krankheiten wird der Stoffwechsel stark angeregt, der ja stets den wichtigsten Heilfaktor bildet, den wir uns wünschen können. Diese Vanderschen Abreibungen alle Stunde können ohne Bedenken alle drei Tage wiederholt werden, solange es der gewünschte Heilprozeß erfordert.

Hand in Hand mit allen diesen einfachen und wirksamen Behandlungen, die für jede fieberhafte Krankheit angebracht sind, hat ein sofortiges Stoppen jeglicher Nahrungszufuhr zu gehen. Wir können damit nie fehlgehen und keinerlei Schaden anrichten.

Wir kommen damit zu der dritten Ausscheidungsmaßnahme, dem *Fasten*, das irrtümlicherweise oft als »Hungern« bezeichnet wird. Hungern tun wir, wenn es keine Möglichkeit gibt, uns Nahrungsmittel zu verschaffen. Wir fasten aber, wenn wir freiwillig auf Nahrungszufuhr verzichten, wie das ein Kranker normalerweise bei Fieber ganz von selbst tut. Allzuoft aber wird dem Patienten zugeredet, doch irgend etwas zu essen, was ihn bei Kräften erhält nach dem berühmten Ausspruch: »Der Kranke, der ißt, stirbt nicht«, einer der größten Irrtümer, der immer noch als alte Volksweisheit anerkannt und propagiert wird.

Wenn wir Fieber haben, ist der ganze Körper auf Abwehr eingestellt, und wir können dem Organismus keinen größeren Gefallen tun, als ihm seine sonstige Arbeit soweit wie möglich zu erleichtern oder ganz abzunehmen. Darum also nur Wasser gegen den Durst und späterhin Frucht- oder rohe Gemüsesäfte.

Wer an knappe Lebensweise gewöhnt ist, wird von selbst mit der größten Selbstverständlichkeit eine solch heilsame Fastenkur einhalten, bis der Körper nach fester Nahrung verlangt und die Krankheit im Abzuge ist. Ich habe einmal mit wunderbarem Erfolg sechs Wochen lang nur von Obst- und später von Gemüsesäften gelebt und bin dabei nicht verhungert, sondern gesund geworden! Soweit vom Fasten im akuten Krankheitsfall.

Nun aber das Fasten bei chronischen Leiden oder auch nur als freiwillige Ausscheidungskur zur Erhaltung der Gesundheit! Es hieße Eulen nach Athen tragen, wollte ich alle die verschiedenen Fastenkuren wiederholen, über die bereits die hervorragendsten Schriften existieren. Der eine fastet total mit nur Wasseraufnahme, der andere – und das ist bedeutend angenehmer und leichter – fastet nach der Methode des berühmten Fastenarztes Dr. Otto Buchinger senior in Überlingen am Bodensee, dessen mustergültige und schöne »Fachklinik für Heilfasten und Psychosomatik« in den letzten Jahren weit über Deutschlands Grenzen Ruf gewonnen hat.

Natürlich werden solche Fachkliniken gern in den Ferien besucht, denn es ist leichter, eine Fastenkur unter Gleichdenkenden oder »Leidensgenossen« zu machen, als ganz allein im Rahmen der Familie, die ihr gewohntes Leben weiterführt und oftmals nicht allzuviel Verständnis oder Rücksicht für den Fastenden walten läßt.

Hält man sich aber in einer Fachklinik auf, in der man keine lukullisch gedeckte Tafel sieht und wo gleichzeitig das Leben durch die ärztliche Betreuung und alle möglichen kleineren und größeren Anwendungen erleichtert und abwechslungsreich gestaltet wird, so empfindet man eine solche Kur als wahre »Ferien vom Ich« und kehrt innerlich und äußerlich befriedigt, gesund und als neuer Mensch wieder in den Alltag zurück.

Eine solche Kur kann natürlich eine Sache des Geldbeutels sein, und mancher Patient sträubt sich doch sehr dagegen, für »Nichtessen« soviel Geld auszugeben. Ich sage: »Schließlich muß auch etwas Strafe sein! Was der Mensch sich mit viel Geld an Korpulenz und Krankheit in so vielen Fällen angefuttert hat, muß er sich eben auch mit viel Geld wieder abfasten!« Wer's also billig haben will, muß das fehlende Geld durch Willenskraft ersetzen und seine Kur zu Hause machen.

Um sich für eine Fastenkur zu trainieren, kann mit Obst- und Rohkosttagen begonnen werden, die eine etwaige Angst vor dem Verhungern nehmen; dann ein bis zwei Safttage die Woche (Obst- und rohe Gemüsesäfte), bis schließlich ein dreitägiges Saftfasten (drei bis vier Gläser Saft täglich) gewagt wird. Dies kann einmal monatlich wiederholt werden, bis eine ganze Woche gefastet werden soll.

Die Mittagsmahlzeit kann gern durch eine Tasse Brühe von gekochten Gemüsen, Zwiebeln, Tomaten, Petersilie, Sellerie und andern Kräutern ersetzt werden. Dieses warme Getränk ist sehr angenehm und eine wohltuende Abwechslung, auf die man sich freut wie auf eine lukullische Mahlzeit.

Ängstliche Gemüter werden auch kurze Fastenzeiten unter Aufsicht eines Arztes vornehmen, aber nach einigem Training können siebentägige Fastenkuren ohne weiteres auch allein durchgeführt werden.

Weniger bekannt, aber ebenfalls sehr leicht zu Hause zu machen, ist die Guelpa-Kur, bei der drei bis vier Tage gefastet und morgens ein Glas lauwarmes Wasser mit einem Eßlöffel Glaubersalz getrunken wird. Darauf folgt eine Woche Halbfasten mit Gemüse, Salat, Obst, ganz wenig Brot oder Pellkartoffeln. Die Wirkung bei Gicht, hohem Blutdruck, Kopfschmerzen, Magenverstimmung, Erkältungskrankheiten usw. soll außerodentlich gut sein.

Ich habe alle die genannten Stufen des Fastens praktiziert und erfahren, welcher Segen für die Gesundheit daraus erwächst. Das Fasten nur mit Wassergenuß war mir während der Arbeitszeit nicht angenehm, und ich habe es durch Saftfasten ersetzt.

Wer nicht gerade schwere körperliche Arbeit zu verrichten hat, kann eintägiges Fasten auch ruhig während seiner Arbeitszeit machen, wenn keine Krankheit vorliegt, die zu stärkeren Reaktionen führen könnte. Es herrscht immer die Meinung, daß man schon bei einem Fastentag oder etwas strenger Diät furchtbach schwach wäre und auf keinen Fall arbeiten dürfte. Im Gegenteil! Ganz ohne Beschäftigung denkt man viel zu sehr über das so liebe und entbehrte Essen nach, und die Zeit schleicht allzu langsam dahin.

Der bereits erwähnte Dr. Siegfried Moeller machte seine Fastenkuren von vier Wochen gerade als Ferienersatz während der vollen Arbeitszeit mit dem größten Erfolg. Einer meiner Bekannten pflegte als Abschluß einer 30tägigen Fastenkur (totales Fasten nur mit Wasser) eine große Radtour zu machen, und als er einmal seinen 16jährigen Sohn aufforderte, ihn zu begleiten, streikte dieser auf halbem Wege und fuhr mit der Bahn zurück, während sein 58jähriger Vater sein volles Pensum erledigte und mit dem Rad zurückkehrte.

Als ich vor Jahren eine Fastenkur bei Dr. Buchinger machte, traf ich dort einen Universitätsprofessor, der seiner Korpulenz wegen eine Kur von sechswöchigem Fasten machte. In seiner Freizeit spielte er oft stundenlang auf dem Flügel, und als seine Fastenzeit »gebrochen« wurde, gab er am gleichen Abend für die Gäste des Sanatoriums ein unvergeßlich schönes Klavierkonzert von fast eineinhalb Stunden Dauer. Er saß (nun schlank) mit vergeistigtem Gesicht und spielte uns die herrlichste Musik – wie Klänge aus einer andern Welt. Es herrschte lautlose Stille im Saal, und als der Künstler anbot, auf Wunsch einiges aus seinem Programm zu wiederholen, nahm das Bitten des Publikums kein Ende, ohne Rücksicht auf seine so lange Fastenzeit, und er spielte mit einem freundlichen Lächeln alles nochmals, was die begeisterten Zuhörer sich gewünscht hatten!

Wie allgemein bekannt ist, hört das Hungergefühl nach einigen Fastentagen auf, so daß eine längere Kur (unter Aufsicht des Arztes) nicht schwerer durchzuführen ist als ein bis drei Fastentage.

Eine bedeutend mildere Form als das Saftfasten ist eine Obst- und Rohkostkur, die ebenfalls ihre wunderbaren Heilwirkungen hat, wie aus den Krebsfällen im Kapitel »Was sollen wir essen und trinken?« zu ersehen ist. In jedem Falle haben wir sowohl beim totalen Fasten als auch bei Rohkostkuren ein ideales Mittel, den Körper zu entgiften sowie Stoffwechsel- und Drüsentätigkeit neu anzuregen und damit chronischen Erkrankungen den Nährboden zu entziehen.

Der bekannte Japaner Oshawa läßt zur völligen Entgiftung des Körpers zehn Tage lang nur in Wasser gekochten Vollreis essen. In dieser Zeit soll sich das Blut völlig erneuern, und dabei verschwinden Krankheitssymptome und Beschwerden. Langwierige chronische Krankheiten sind natürlich in der kurzen Zeit nicht ausgeheilt; dies vollzieht sich erst allmählich bei längerer Reisdiät mit späteren kleinen Zusätzen von Obst und Gemüse. Dabei soll – ganz im Gegenteil zu andern vegetarischen Richtungen – so wenig wie möglich getrunken werden. Das mutet zunächst fremd an, aber während einer solchen Kur läßt das Durstgefühl tatsächlich ganz nach, selbst in den Tropen, wo die Menschen durchweg zuviel Flüssigkeit zu sich nehmen – allerdings nicht mal reines Wasser, das dem Körper (neben den herrlichen Heilkräutern, die einem auf Schritt und Tritt entgegenwachsen) am besten bekommt. Das Trinken von gefärbten Limonaden mit Kohlensäure ist dagegen ein Laster, das schon Kleinkindern geradezu anerzogen wird. Vegetarier haben in Obst, Gemüse (60 bis 70 Prozent) und Reis (90 Prozent) soviel Flüssigkeit, daß sie leicht in kurzer Zeit die richtige Flüssigkeitsmenge herausfinden, die für sie die individuelle Norm darstellt.

Wenn wir uns selbst einmal kritisch beobachten, werden wir fast alle zugeben müssen, daß wir mehr aus Gewohnheit trinken oder auch aus Lust an Kaffee, Tee, Schokolade, Limonaden, Wein, Bier und Cocktails usw. als aus Durst. Was aber zur Gewohnheit wird und nicht der Erhaltung des Körpers dient, wird nur zu leicht zum Laster und schadet unserer Gesundheit. Werden dagegen mal Ausnahmen von der Regel gemacht, so wird uns das bei allgemein gesunden Lebensgewohnheiten keinen Schaden tun!

Und nun kommen wir zu den Ausscheidungen des Verdauungsapparates, auf deren lebenswichtige Bedeutung bereits früher ausführlich hingewiesen wurde. Bei chronischen Verdauungsstörungen können wir neben der radikalen Umstellung der Ernährung oft zunächst nicht auf natürliche Hilfsmittel zur Erlangung einer normalen Verdauung verzichten, ohne aber deshalb auf Drogen angewiesen zu sein, die zwar gewaltsame Entleerungen bewirken, eine natürliche Darmfunktion aber nicht wiederherstellen können. Und gerade dies Ziel muß mit größter Ausdauer und Geduld verfolgt werden!

Ein sehr gutes Anregungsmittel bei Stuhlverstopfung ist regelmäßige morgendliche Bauchmassage von nur fünf Minuten Dauer vor dem Aufstehen. Die Beine werden angezogen, um den Leib zu entspannen, dann massiert man mit der rechten Faust kreisförmig von der Blinddarmgegend den aufsteigenden Dickdarm an der rechten Seite aufwärts, dann quer über den Leib und den absteigenden Dickdarm links abwärts und so fort.

Nach den Hauptmahlzeiten eine viertel oder eine halbe Stunde auf dem Bauch zu liegen fördert die korrekte Entleerung des Magens und den ganzen Verdauungsprozeß.

Wer Hatha Yoga kennt, macht jeden Morgen und auch tagsüber, aber mit leerem Magen, hin und wieder »Nauli« (das Einziehen des Bauches mit dem folgenden Hervorstülpen der Bauchmuskeln abwechselnd links und rechts). Das hilft oft noch nach jahrzehntelanger hartnäckiger Verstopfung!

Weiter zu empfehlen ist der nächtliche kalte Prießnitz-Leibwickel (der uns schon aus Großmutters Zeiten bekannt ist!). Er regt nicht nur die Leber- und Darmtätigkeit an, sondern leitet auch giftige Stoffe direkt durch die Haut nach außen ab. Das läßt sich oft an dem starken Geruch eines solchen Wickels nach dem Gebrauch und sogar vielfach an seiner Verfärbung feststellen.

Eine Anregung der Leber-Gallen-Sekretion läßt sich gleichfalls durch heiße Umschläge erreichen. Wenn man nach jeder Mahlzeit eine halbe bis eine Stunde lang eine Wärmflasche auf ein feuchtes Handtuch auf die Leber- und Magengegend legt, wird das ganz besonders von kälteempfindsamen Patienten als sehr wohltuend empfunden. Nachher soll eine kalte Abreibung erfolgen.

Eine weitere sehr einfache Maßnahme sind tägliche kalte Bleibeklistiere* von etwa einem viertel Liter kaltem Wasser, auch mit abgekühlter Kamillenabkochung und Zusatz von einem Teelöffel Bolus-alba-Pulver (»kalt« heißt in Deutschland Leitungswassertemperatur, in heißen Zonen sollte das Wasser in den Kühlschrank gestellt werden), die mit Hilfe einer mittelgroßen Klistierspritze eingeführt werden. Das erste morgens beim Aufstehen und eventuell ein zweites abends vor dem Abendessen, wenn keine gründliche Entleerung während des Tages stattgefunden haben sollte. Diese Bleibeklistiere bewirken entweder eine sofor-

---

* Zwei zehntel bis drei zehntel Liter Wasser (von gewöhnlich 15 bis 22,5 Grad Celsius) werden in den Darm eingespritzt und durch Pressen des Unterleibes herausgedrückt, dann werden nochmals ein zwanzigstel bis ein zehntel Liter Wasser eingespritzt und *zurückgehalten* (im Gegensatz zum »Löseklistier«). Aus: *Handbuch der Naturheilkunde* von Dr. med. Walser.

tige Entleerung, oder sie wirken einige Zeit später. Bei sehr hartnäckiger Verstopfung aber bleibt anfangs das Wasser oftmals
ganz im Darm, ohne zur Entleerung zu führen; da müssen dann
mit Geduld andere angeführte Maßnahmen ausprobiert werden,
auf die der verkrampfte oder kranke Darm zunächst besser reagiert.

Auf jeden Fall können diese Klistiere ohne jeden Schaden und
Angst vor Gewöhnung ein ganzes Jahr lang ausgeführt werden
oder auch länger, bis sie den gewünschten Zweck voll und ganz
erreicht haben. Die Verdauung unterstützen wir wirksam durch
das Einnehmen von Leinsamen, der den großen Vorteil hat, einmal die Darmtätigkeit zu fördern und gleichzeitig Entzündungszustände im ganzen Verdauungsapparat zu beseitigen. (Im Reformhaus sind alle möglichen Leinsamenprodukte in schmack-
hafter Form zu haben.)

Ich lasse, etwas abgewandelt, nach dem Rezept von Are Waerland die Flüssigkeit von einem Eßlöffel über Nacht im salzlosen
Kochwasser von Pellkartoffeln eingeweichten Leinsamen morgens nüchtern trinken, bei empfindlicherem Magen anfangs
durchsieben, bei kräftigerem Magen mit dem Leinsamen darin.
Außerdem ist es gut, mittags und abends eine viertel Stunde vor
dem Essen einen Eßlöffel grob geschroteten Leinsamen, in einer
Tasse Wasser kurz aufgekocht, zu essen. Nach Dr. Kuhl normalisiert sich bei Genuß von milchsaurem Weizen die Verdauung in
wenigen Wochen.

Helfen alle diese Maßnahmen nichts, ist es notwendig, einige
hohe Darmeinläufe (mit einem langen Darmrohr) oder Darmbäder zu machen. Erstere kann jeder bei einiger Geschicklichkeit
selbst vornehmen mit einem Irrigator von einem bis zwei Liter
Wasser, wie er sich gewöhnlich im Haushalt befindet.

Die Darmbäder werden dagegen am besten von »Fachleuten«
verabfolgt und die Patienten dadurch nicht nur von unerhörten
Mengen angesammelter und verhärteter Kotmassen befreit, sondern gleichzeitig von chronischen Spannungszuständen, die eine
normale Darmbewegung (Peristaltik) hindern und dadurch allmählich zur Verstopfung geführt haben. Oft gehen gerade solche

chronischen Verkrampfungen des Darmes auf falsche Zurückhaltung des Stuhlganges in der frühesten Kindheit zurück und sind erst allmählich wieder zu lösen. Der Dickdarm wird bei diesen Darmbädern in schonender Weise mit 25, ja in schweren Fällen 35 bis 40 Litern Wasser mit leichter Kamillen-, Wermut- oder Bockshornklee-Abkochung, unter Zusatz von etwas Kochsalz, je nach Wassermenge 45 bis 90 Minuten lang ausgespült. Die Entleerung findet gleichzeitig neben dem dünnen Einlaufschlauch statt.

Ich habe in meinem Institut weit mehr als tausend solcher Bäder ausgeführt und hervorragende Ergebnisse damit erzielt. Mit der Behandlung von Dr. Xaver Mayr, der wochenlang bei Schonkost auf die erneute spontane Darmtätigkeit wartet, kann ich mich nicht befreunden, weil ich die so lange Zeit andauernde Darmvergiftung durch angestaute Exkremente für gefährlich halte.

Ein befreundeter Psychiater in Europa hat mir vor Jahren den Vorschlag gemacht, mit ihm in einer herrlich gelegenen psychosomatischen Klinik zu arbeiten, weil es ihm einleuchtete, daß seelische Spannungen in hohem Maße oder fast allein von Entzündungszuständen im Verdauungsapparat abhängig sind und ebenso durch befreiende Darmbäder gelöst werden können.

Wenn heute angeregt wird, von jedem Arzt eine zusätzliche Ausbildung in Tiefenpsychologie zu verlangen, um eine präzisere Erkenntnis des wahren Krankheitsgeschehens zu ermöglichen, so bin ich ebenso davon überzeugt, daß eine gründliche Kur für den in 90 Prozent aller Fälle kranken Darm die erstaunlichsten Erfolge zeitigen würde, ohne einzig und allein an dem Seelenleben der Patienten in einem toxisch verseuchten Organismus herumrätseln zu müssen.

Gerade bei nervösen Patienten ist neben liebevollem Eingehen auf ihre überdeckten Komplexe durch seelische Ablenkung eine Ableitung von angesammelten Fremdstoffen durch Darmhygiene oft das allerbeste Verfahren, um viele seelische Probleme einfach vom Körperlichen her zu lösen und die Menschen wieder zuversichtlich und gesund zu machen.

So täte gewiß jeder Psychologe oder Psychiater gut daran, seine Patienten zunächst einmal auf eine völlig reizlose Diät zu setzen und den ganzen Verdauungsapparat zu entgiften. Ich garantiere, daß bei einer solchen einleitenden Behandlung 50 bis 80 Prozent oder auch oftmals noch mehr aller seelischen Spannungen bereits verschwinden oder sich bedeutend bessern würden.

Kürzlich konsultierte mich eine reizende, gut verheiratete junge Frau ohne irgendwelche materielle oder seelische Sorgen wegen ihrer absolut unerklärlichen Depressionszustände. Vorsichtiges Fragen nach ihrer Vergangenheit ergab zwar, daß sie vor sechs Jahren ein Kind auf tragische Weise verloren hatte, aber nun Mutter mehrerer Kinder war, die sie sehr glücklich machten. Ich setzte die Frau auf vegetarische Diät, gab ihr einige Darmbäder und ließ sie täglich zweimal das Kuhnesche Reibesitzbad machen mit dem Erfolg, daß meine junge Freundin nach etwa drei Wochen wie umgewandelt war, worüber sie sich selbst gar nicht genug wundern konnte.

Solche und ähnliche Fälle beweisen mir in meiner Praxis die Richtigkeit meiner Behauptung stets aufs neue, vom Körperlichen aus mit oft größerem Erfolg auf Geist und Seele einwirken zu können als umgekehrt. Ernährungsgifte belasten nicht nur die Organe, sondern auch das Drüsen- und Nervensystem. Der Patient kann stärkste Kraft von Autosuggestion (Selbstbeeinflussung) besitzen; wenn ich ihm aber dauernd kleine Dosen von Fremdstoffen verabreiche, müssen sein Geist und seine Willenskraft allmählich leiden. Mens sana in corpore sano – ein gesunder Geist im gesunden Körper!

Es wird häufig gegen Darmbäder eingewendet, daß der Darm sich daran gewöhnen könne und schließlich gar nicht mehr arbeiten würde. Da diese Art von Darmbädern (»Gymnacolonbad«, das heißt Dickdarm-Gymnastikbad) gewöhnlich kein Laie bei sich zu Hause macht, wird er ohnehin zu dem Zweck einen fachkundigen Arzt oder Heilpraktiker aufsuchen und von ihm in richtiger Form beraten und ohne jede Übertreibung behandelt werden.

Ich habe in meiner Praxis nur die Erfahrung gemacht, daß diese Darmbäder in vielen Fällen einfach lebensrettend waren!

So wurde mir eines Abends spät ein Mann nach schwerem Alkoholgenuß mit einer Vergiftung geschickt, weil der Arzt in

Unkenntnis des heimlich hineingeschütteten Giftes keine Drogen-behandlung wagte; er wurde in völlig bewußtlosem Zustand her-eingetragen. Ein Darmbad von 50 Liter Kamillenabkochung, das etwa zwei Stunden dauerte, entgiftete ihn soweit, daß er wieder zu Bewußtsein kam und mir berichten konnte, was vorgefallen war.

Irgendwelche Saufkumpanen hatten es auf sein Geld abgese-hen, mit dem er leichtsinnig um sich geworfen hatte, und gossen ihm zu vorgerückter Stunde, als er bereits stark angetrunken war, irgend etwas in den Alkohol, um ihn ausrauben zu können. Dar-über wurde sich der Mann aber erst richtig klar, als er nach sei-nem Darmbad wieder nüchtern war – und ohne Geld! Die Fami-lie war natürlich glücklich, daß ihm wenigstens das Leben geret-tet werden konnte.

Ein Gelegenheitstrinker hatte Delirium tremens (Zustand der Verwirrung mit Wahnideen, oft Verfolgungswahn, zitternden Händen, schweißbedecktem Gesicht); er wollte nach seiner Ein-lieferung nachts aus dem Fenster springen, so daß wir ihn be-wachen lassen mußten. Am nächsten Morgen suchte ich mei-nen Patienten und fand ihn eingeschlossen in einem eingebauten Schrank aus Angst vor seinen eingebildeten Verfolgern.

Nach einem Darmbad von 50 Liter Wasser sagte er: »Du bist ein Engel. Ein Freund von mir hat drei Wochen mit Delirium tre-mens in einer Fachklinik für alkoholischen Entzug in England zu-gebracht und war selbst dann noch nicht wieder normal. Und du machst das mit einem einzigen Darmbad!«

Ein weiterer Gelegenheitstrinker sollte operiert werden, aber sein veralkoholisiertes Blut nahm keine Narkose an. Ich ließ ihn drei Tage vor der Operation in der Klinik internieren und ihn nur zu seinen Darmbädern zu mir bringen, ohne die Möglichkeit, etwa inzwischen noch Alkohol zu sich nehmen zu können. Nach drei Darmbädern war er soweit entgiftet, daß die Operation mit einer normalen Narkose vorgenommen werden konnte.

Ein 48jähriger Mann litt an Wassersucht. Das wiederholte Ab-zapfen des Wassers nützte nur für wenige Tage, und auch harn-treibende Injektionen hatten so gut wie gar keinen Erfolg mehr, so daß der behandelnde Herzspezialist dessen Frau darauf vorbereitete, daß der Kranke in wenigen Wochen oder gar Tagen das Zeitliche segnen würde. In diesem Zustand wurde er zu mir gebracht. Seine Augen waren rot und verschwollen, er konnte kaum noch atmen. Die steinharten, unförmig geschwollenen Beine waren offen, an den Zehen hatte er infolge seiner Herzschwäche bereits brandige Wunden, die entsetzliche Schmerzen bereiteten – er war ein Bild des Jammers. Ich machte ihm sofort ein Darmbad, das ihn so wunderbar erleichterte, daß er schlagartig besser atmen konnte. An Füße und Beine legte ich ihm Kompressen mit eiskaltem Sauerkraut, die ihm die Schmerzen linderten.

Als häusliche Diät verordnete ich ihm morgens und abends nur Obst und jeden zweiten Tag morgens, mittags und abends nur salzlose abgekochte grüne Bohnen. Das Kochwasser trank er zwischen den Mahlzeiten. An den übrigen Tagen ließ er sich zu mir fahren und bekam nur appetitlich und schön angerichtete Rohkost.

Der erste große Erfolg war, daß der Kranke sofort wieder Wasser lassen konnte, und zwar in derartigen Mengen, daß meine Angaben leicht für übertrieben gehalten werden könnten. Wir haben gemessen, daß der Patient in 24 Stunden weit mehr als sechs Liter Urin ließ.

Der Mann hatte eine große Montagewerkstatt, die er im Begriff war zu verkaufen, weil die Ärzte ihn einmütig für alle Zukunft arbeitsunfähig erklärten. Ich dagegen stellte die kühne Behauptung auf, ihn in wenigen Wochen so weit zu bessern, daß er seine – ihm ans Herz gewachsene – Arbeit mit neuer Freudigkeit und Leistungsfähigkeit wiederaufnehmen würde.

Und ich behielt recht: Das Wasser schwand total, die offenen Beine heilten zu, er nahm in drei Wochen 35 Pfund an Gewicht ab und wurde allmählich ein völlig neuer Mensch.

Eines Tages kam er ganz stolz zur Behandlung und erzählte mir, er wäre am Sonntag zur Montage einer Presse für Zuckerrohr aufs Land gefahren und hätte dabei in der Sonne und der größten Hitze zwölf Stunden auf den Beinen stehen müssen, ohne wesentlich müde geworden zu sein. Vorher aber war er kaum imstande gewesen, überhaupt aufzustehen, wenn er saß; und beim Gehen hatte er sich nur mit größter Anstrengung wenige Schritte weit geschleppt!

Ich konnte meinem Patienten sein wiedergewonnenes Leben noch um zwei Jahre verlängern. Dann erfuhr ich, daß er in seinem Übermut nicht nur jegliche Diätvorschriften außer acht ließ, sondern obendrein täglich 90 Zigaretten rauchte! Ich versuchte noch ein letztes Mal, ihn durch eine nachdrückliche Warnung zur Vernunft zu bringen, lehnte aber unter diesen Umständen jede weitere Verantwortung und Behandlung ab. Zu meinem großen Kummer starb dieser Mann nach ganz kurzer Zeit, obwohl er bei vernünftiger Lebensweise sicher noch 20 Jahre hätte weiterleben können!

Ein altes indianisches Heilmittel: Luffa purgans

Krankheiten, die heute in wachsendem Maße um sich greifen, sind Augen-, Nasen-, Hals- und Ohrenkrankheiten. Wer hat heute noch Mandeln (einige Zeit nach ihrer Entfernung folgt oft eine Blinddarmoperation oder umgekehrt), wer hat bis ins Alter gesunde Augen und Ohren? In welcher Familie hat niemand Stirn- oder Kieferhöhlenvereiterung, Heuschnupfen, Allergien aller Art, häufige Erkältungen, Asthma, Star?

Ich sehe in allen diesen Erscheinungsformen nach Louis Kuhne nur eine einzige Krankheit, und das ist die Belastung mit Fremdstoffen, die sich in diesem Fall in Hals, Brust und Kopf festgesetzt haben. Machen wir auch da einmal gründlich rein, so werden wir über den Erfolg staunen. Ich komme damit auf eine Therapie zu sprechen, die auf alter Volksweisheit basiert, aber in der von mir festgelegten Form in meiner Praxis in Hunderten von Fällen erprobt wurde.

Um diese Therapie verständlich zu machen, muß ich zurückgreifen auf den deutschen Biologen und Arzt Dr. Wilhelm Fliess und seinen spanischen Kollegen Dr. Asuero. Dr. Fliess, einst Professor an der Berliner Universitätsklinik, war der erste, der aus der Praxis heraus aufgrund genauer mathematischer Berechnungen feststellte, daß der Mensch einem bestimmten Rhythmus unterworfen ist, einem Auf und Ab wie die Wellen des Weltmeeres, die einem ewigen Naturgesetz zufolge aufsteigen und, auf ihrem Höhepunkt angelangt, sich brechen und wieder abfallen müssen.

Diese Gesetzmäßigkeit im menschlichen Körpergeschehen hat Dr. Fliess an Tausenden von Patienten bewiesen und konnte mit zuverlässiger Genauigkeit die kritischen Tage seiner Patienten in schwerer Krankheit bestimmen und seine weiteren Prognosen (Vorausbestimmungen) daraus ableiten.

Anhand von Geburtsdaten von Vorfahren konnten Lebensläufe von Verwandten in der zweiten und dritten Generation errechnet werden, und aus dieser interessanten Theorie von Dr. Fliess entwickelte dann der Schweizer Ingenieur Hans Früh in Basserdorf bei Zürich ein System, mit dessen Hilfe auf die einfachste Weise, ohne den komplizierten Weg über die Mathematik selbst gehen zu müssen, der sogenannte »Biorhythmus« für jeden Menschen aufgestellt werden kann. Dies alles hat mit einem astrologischen Horoskop, gegen das viele Menschen eine Abneigung haben, absolut nichts zu tun.

Es sollte auch kein zur Hysterie neigender Mensch sich mit dem Biorhythmus befassen, der etwa irgendwelche angstmachende Voraussagen erwartet und sich dann dadurch beeinflussen läßt, im rechten Augenblick womöglich aus irgendeiner Angstpsychose nicht das Richtige zu tun. Aber es ist wertvoll, von einem solchen gesetzmäßigen Auf und Ab zu wissen und sich absolut vernunftgemäß darauf einzustellen, daß es Tiefstand und kritische Tage im ganz natürlichen Ablauf unseres Körpergeschehens geben muß, wie es in der Natur Regen und Sonnenschein, Sturm und Stille, Werden, Blühen und Verwelken geben muß. Man lernt dann, an solchen kritischen Tagen nichts erzwingen zu wollen und im absteigenden Lebensrhythmus sich wissentlich etwas stiller zu verhalten als sonst, ohne zum Beispiel gerade dann wichtige Entscheidungen von großem Ausmaß treffen zu wollen.

Doch es führt zu weit, diesem so interessanten Thema auf den Grund zu gehen. Es sollte nur einleitend erwähnt werden, um auf etwas ganz anderes zu kommen, was ebendieser Dr. Fliess in einem seiner Bücher über die bedeutsamen Reflexe des durch die gefürchteten Gesichtsneuralgien bekannten dreiteiligen Trigeminusnervs schreibt.

Fliess stellte eine direkte Beziehung dieses Nervs zu den weiblichen Geschlechtsorganen fest. Andere Ärzte folgten seinen Spuren, und der spanische Arzt Dr. Asuero entwickelte durch eine eigentlich zufällige Entdeckung eine revolutionäre Therapie, die in einer Reizung des Trigeminus von der Nase aus besteht und die wunderbarsten Heilungen aller möglichen Leiden zur Folge hatte.

Asuero gelangte zu seiner Entdeckung auf folgende Weise: Ein Patient kam zu ihm, um sich einen Polypen aus der Nase entfernen zu lassen. Nebenbei litt er an starken Krampfadern. Der Arzt operierte also den Polypen, berührte während der Operation mit einem Instrument den Trigeminusnerven und konnte am nächsten Tage zu seiner größten Überraschung feststellen, daß diese ungewollte Berührung nicht etwa schlimme Folgen gehabt hatte (wie er erst sehr gefürchtet hatte!), sondern daß die Krampfadern seines Patienten verschwunden waren!

Von dem Tage dieser Entdeckung an behandelte nun Dr. Asuero seine Kranken, indem er mit einem glühenden Instrument den Trigeminus kurz anrührte und durch diesen Reiz die erstaunlichsten Reflexe auf entfernt liegende Organe auslöste. Seine Praxis wurde zu einem wahren Wallfahrtsort für Gelähmte, Blinde und Taube. Immer größere Kreise zog seine neue Behandlungsweise, und zahlreiche Ärzte versuchten, es ihm nachzutun mit ähnlichen guten Erfolgen.

Von einzelnen Ärzten wurde die Therapie etwas abgewandelt: Anstatt des glühenden Instrumentes wurde ein Stäbchen mit ganz leicht ätzenden Extrakten oder Duftstoffen in die Nase eingeführt mit gleichen guten Resultaten, und es erwies sich nach zahlreichen Versuchen des bekannten verstorbenen Arztes Dr. Krumm-Heller, daß über die Nase keineswegs nur Reflexe auf die weiblichen Geschlechtsorgane (nach Dr. Fliess), sondern auf den gesamten Organismus zu erzielen sind.

Hier in Kolumbien lebte ein alter spanischer Arzt, der die Trigeminustherapie in der geschilderten Weise mit großen Erfolgen angewandt hat. Er war so populär, daß die Straßenjungen ein Lied sangen, das in humoristischer Form die Wunderheilungen durch das Reizen des Trigeminus besang. Dieser Arzt, nach dem ich lange fahndete, soll vor Jahren nach Spanien zurückgekehrt sein – es war tatsächlich Asuero selbst, der leider vor einigen Jahren in seiner Heimat starb, ohne daß ich ihn noch besuchen konnte.

Eins von den heute vergessenen Verschen konnte ich noch durch Zufall auftreiben:

Tóqueme el trigémino
tóquemelo usted.
Si no me lo toca pronto
de este dolor me moriré …

(Berühre mir den Trigeminus,
rühre ihn mir an –
wenn du ihn nicht bald anrührst,
werde ich an diesem Schmerz sterben!)

Von dieser Therapie ist nur ein winziger Schritt zu der von mir vielfach erprobten Anwendung der *Luffa purgans**, dem sogenannten »Schwämmchen«, mit dessen Hilfe ich innerhalb einer halben bis einer Stunde auch den Trigeminus anrühre und einen Heilkatarrh auslöse, der große Schleim- oder Eitermassen durch die Nase zur Absonderung bringt, und dadurch oft die schwersten Belastungen des ganzen Kopfes spontan heilt oder bessert.

Ich bezeichne meine Luffa purgans als die kleine Schwester der bekannten großen Luffa, die gern zum Baden benutzt wird; weniger dagegen dürfte bekannt sein, daß diese Badeluffa in natürlichem, unpräpariertem Zustand auch abführende Eigenschaften besitzt.

Ich möchte den Lesern die Geschichte, wie ich an die kleine, unscheinbare Frucht, die so ein wirksames, altes Indianermittel ist, geriet, nicht vorenthalten.

Einem alten, erfahrenen Botaniker kaufte ich des öfteren Heilkräuter ab. Bei einem solchen Einkauf erzählte ich ihm von einer Patientin mit einem Gehirntumor, die sich in meinem Institut aufhielt und in zweieinhalb Monaten eine wesentliche Besserung ihres Allgemeinzustandes erfahren hatte. Ich bedauerte dann sehr,

---

* Früchte der Luffa purgans erhalten Sie über die Firma ALSITAN W. E. Ronneburg GmbH, Am Bühl 16–18, 86926 Greifenburg (Fax: 0 81 92 / 78 27).
Mehr zur Geschichte und Volksmedizin, zur Pflanze selbst, ihrem Vorkommen, ihren Wirkstoffen und ihrer Verwendung (mit Photos) erfahren Sie in dem Buch *Drogen, Pfeilgift und Indianermedizin. Arzneipflanzen aus Südamerika* von Bruno Wolters (S. 174 ff.)

daß sie aus familiären Gründen ihre Behandlung abbrechen und abreisen mußte. Der Botaniker erklärte mir, daß er ein altes indianisches Mittel besitzen würde, das imstande sei, Tumore im Kopf zur Auflösung und zur allmählichen Ausscheidung zu bringen: Er würde mir das Mittel zubereiten, und ich könne es anwenden.

Aber er weigerte sich, mir die Pflanze bekanntzugeben, das sei sein Geheimnis! Da meine Patientin bereits abgereist war, konnte ich keinen Versuch mehr mit ihr anstellen. (Ich warte immer darauf, daß ein Spezialist in Europa mit einem Patienten ohne Operation einen solchen Versuch unternimmt – es wäre nicht auszudenken, wieviel Leid vielleicht vielen Patienten mit Gehirntumoren sowie ihren Familien erspart werden könnte, wenn mit in Abständen wiederholten Behandlungen die Wahrheit dieser indianischen Erfahrung bestätigt würde!) Es wurmte mich nun sehr, daß ich das »Geheimnis« nicht erfahren sollte. Beim nächsten Besuch versuchte ich nochmals, ihn auszuhorchen – leider vergeblich! Ein weiteres Mal dasselbe! Bis ich ihn eines Abends, er war gerade von einer botanischen Exkursion heimgekehrt, unter Bergen von Kräutern fand, die er gerade ordnen wollte. Er war also schwer beschäftigt. Ich kaufte ihm erst einiges ab, um ihn freundlich zu stimmen, und im Laufe der Unterhaltung flocht ich geschickt und wie beiläufig ein, wie doch mit dem Indianermittel verfahren werden müßte, ich hätte einige Einzelheiten nicht genau behalten. Erst kochen – und wie dann weiter? Der Alte ging mir ins Garn und glaubte augenscheinlich, er hätte mir die Anwendung bereits verraten. So erzählte er mir, wenn auch ungenau, die ganze Geschichte, auf die ich seit langem brannte. Er gab mir sogar einige kleine Früchte der Luffa purgans, mit denen ich glücklich nach Hause ging.

Ich ging also sofort ans Werk, nahm am nächsten Nachmittag um fünf Uhr eine Luffa purgans, saugte deren gallebittere Abkochung kräftig durch die Nase auf, und etwa eine halbe Stunde später fing die Nase durch den Reiz dieses Wundersaftes an zu tropfen wie eine undichte Wasserleitung. Der ganze Kopf war verstopft, und als es Abend wurde, fühlte ich mich zerschlagen mit Schmerzen in allen Gliedern wie bei einer beginnenden schweren Grippe. Atmen konnte ich nur noch mit größter Mühe durch den Mund.

Meinen jammervollen Zustand versuchte ich so gut zu verbergen wie irgend möglich, wartete, bis die ganze Familie schlief, stand dann heimlich auf, da an Liegen nicht mehr zu denken war, und zog mich in den entferntesten Winkel unseres sehr großen Hauses zurück. Alles Schnauben war vergeblich, die Nase blieb immer noch hoffnungslos verstopft und die Kopf- und Halsschmerzen unerträglich, denn es war mir von dem bitteren Saft sehr viel beim Aufsaugen in den Hals gelaufen und wirkte ätzend auf alle zarten Schleimhäute. Ich fühlte mich wahrhaftig, als sei mein letztes Stündlein nicht fern.

Plötzlich – längst nach Mitternacht – spürte ich beim Schnauben einen stechenden Schmerz oben im Kopf, und herausbefördert wurde durch das linke Nasenloch eine taubeneigroße, zähe Geschwulst – und die Nase war sofort vollkommen frei zum Durchatmen. Am nächsten Tag verdichtete sich die gummiartige Flüssigkeit zu zähem Schleim und Eiter, ich hatte eine Woche lang leichtes Fieber, fühlte mich aber nach dieser gewaltigen Entladung enorm erleichtert.

Seit Jahren hatte ich bei jeder leichten Erkältung die linke Nasenseite verstopft und konnte dort nie durchatmen. Davon war ich nun für immer befreit, zumal ich mir jedes Jahr ein- bis zweimal einen ganz leichten Luffa-Katarrh mache. Die kleine ausgestoßene Geschwulst wurde von einem Spezialisten als Hängepolyp diagnostiziert.

Nun fing für mich das Orakeln an, wie ich meine unangenehme Erfahrung nutzbar machen und die Behandlung für die Zukunft auf einen vernünftigen Nenner bringen konnte, denn ich war mir klar darüber, daß ich da etwas heillos falsch gemacht haben mußte, weil mir der Botaniker keine zuverlässigen Vorschriften erteilt hatte. Ich hatte auch keine Lust mehr, ihn danach zu fragen, sondern wollte mich nun lieber auf meine eigenen Beobachtungen verlassen!

Einen Monat später startete ich mutig das ganze Unternehmen zum zweitenmal. Diesmal war ich vorsichtiger: Ich machte die

Behandlung am frühen Morgen nüchtern, machte vorher einen Darmeinlauf und nahm den ganzen Tag nur Fruchtsaft zu mir. Abgesehen davon nahm ich diesmal nur den dritten Teil einer großen Luffafrucht und saugte den ausgekochten Extrakt mit größter Vorsicht auf, so daß kein Tropfen davon in den Hals laufen konnte.

Damit ging es mir dann wesentlich besser. Ich hatte nur ganz geringe Halsschmerzen. Der Katarrh dauerte mehr oder weniger die gleiche Zeit wie das erstemal, war aber weniger heftig, und ich bekam kein Fieber. Ich hatte mir nun, nach mehreren Versuchen an mir selbst und andern, eine absolut sichere Fertigkeit in meiner »künstlichen Schnupfentherapie« erworben, legte meine Gebrauchsanweisung für die Luffa schriftlich nieder und begann die Behandlung meiner Patienten in Fällen von Asthma, Stirn- und Kieferhöhlenvereiterung, chronischer Bronchitis, Raucherhusten, Mandelentzündung (natürlich nicht im akuten Zustand!), nicht organischer Taubheit, skrofulösen Nasen- und Ohreneiterungen usw. Die Erfolge waren bis auf wenige nicht reagierende Fälle (die bei jeder ärztlichen Behandlung vorkommen) sehr gut.

Von den vielen Fällen nur einige Beispiele: Ein junger Mann von 18 Jahren litt an chronischer Stirnhöhlenvereiterung, die seit Jahren mit Penicillin und andern Medikamenten nicht geheilt wurde. Mit der Anwendung der Luffa purgans, vegetarischer Diät sowie andern, den ganzen Organismus entgiftenden Behandlungen, war er in kurzer Zeit von seinem Leiden befreit. Acht Jahre nach dieser Behandlung war noch nicht das geringste Anzeichen eines etwaigen Rückfalls vorhanden.

Ein 42jähriger Mann litt im Anschluß an eine Erkältung an völliger Taubheit. Eine Anwendung mit Luffa purgans und Diät gaben ihm in wenigen Tagen sein Gehör wieder.

Ein junger Mann, 34 Jahre alt, litt seit sechs Jahren an häufig auftretenden starken Atembeklemmungen, bei denen er jedesmal verzweifelt ins Freie lief, in der Hoffnung, dort besser Luft zu bekommen, was ihm aber nicht gelang. Diagnose des Arztes: verengte Nase, die eine sofortige Operation notwendig machte. Der

Patient kam in mein Institut, um sich durch eine Rohkostkur auf die Operation vorzubereiten; gleichzeitig versuchten wir aber, mit einem künstlichen Katarrh der Sache beizukommen. Schon während des Aufsaugens der Luffa-Abkochung konnte er wesentlich besser atmen. Er bekam außergewöhnlich starken Schleim- und Eiterauswurf und ist seit langen Jahren ohne Operation von seiner »zu engen« Nase erlöst!

Eine 30jährige Frau sollte wegen eines angeblichen Kehlkopftumors operiert werden. Vegetarische Diät mit daraus folgender Regelung der Verdauung und Anwendung der Luffa purgans beseitigten den ständigen Druck und Schmerz im Hals in wenigen Wochen, und die Operation konnte vermieden werden.

Eine Frau von 44 Jahren litt seit 15 Jahren an Kieferhöhlenvereiterung, die keiner medikamentösen Behandlung wich. Mehrere Spezialisten rieten zur Operation, da die chronischen Kopfschmerzen, Neuralgien und Nervosität unerträglich wurden. Strenge Rohkost und Luffa purgans förderten in 14tägigem Katarrh ungeahnte Eitermengen heraus und sogar Stücke von Verwachsungen. Kopfschmerzen und Neuralgie verschwanden schlagartig, die Verdauung besserte sich. Zur endgültigen Heilung wurden der Patienten zwei weitere Behandlungen angeraten.

Eine Frau, 50 Jahre alt, hatte nach einer Lungenentzündung mit starker Antibiotika-Behandlung ihren Geruchssinn total eingebüßt. Ich behandelte sie fünf Monate hintereinander mit der Luffa purgans, und sie hatte ihren Geruchssinn wieder.

Ein Patient, der mich schriftlich um Rat für seine zunehmende Schwerhörigkeit bat, schrieb mir aus Brasilien folgendes: »Ich habe die Luffa mit bestem Erfolg angewandt. Ich hatte nicht erwartet, daß die Reaktion so stark sein würde. Der Schnupfen begann sofort nach dem dritten Aufsaugen in der Art eines Wasserfalls, und nach drei Stunden war er so stark, daß die Atemwege durch die Nase völlig verstopft waren. Darauf stärkste Ausscheidungen. Nach zwei Tagen wurde der Schnupfen leichter, ist aber bis heute (acht Tage nach der Anwendung) noch nicht ganz vergangen. Gleichzeitig begann eine Besserung meines Gehörs, das sich jetzt wieder in völlig normalem Zustand befindet. Sicher heilt Luffa purgans besser, als es je ein Arzt mit Tröpfchen und Bestrahlung erreichen könnte.«

Ein befreundeter Arzt machte einem 14jährigen Jungen, den er nur mit einer ewig laufenden Nase und einem Taschentuch in der Hand kannte, mit der Luffa purgans einen richtigen Katarrh. Die Laufnase hörte danach völlig auf, und der Junge, der seit bereits zehn Jahren wegen Kurzsichtigkeit eine Brille hatte tragen müssen, gab am dritten Tag seiner Mutter die Brille und sagte: »Die brauche ich nicht mehr, ich kann *so* sehen!«

Ein Heilpraktiker litt seit mehr als 35 Jahren an einem Nebenhöhlenkatarrh. Achtmal waren ihm in dieser Zeit Nasenpolypen entfernt worden, bis ihm ein junger Spezialarzt zu einer radikalen Operation mit Öffnen der Kieferhöhlen riet, zu der sich jedoch der Patient nicht entschließen konnte. Nach einer Kur mit Luffa purgans teilte er mir u. a. folgendes mit: »Die Unterlippe und die untere Hälfte des Gesichts waren abends angeschwollen, sogar Gaumen und Zäpfchen. In der Nacht hatte ich außergewöhnlich starke Schmerzen in den Kiefer- und Stirnhöhlen, die mir den Schlaf raubten. Ich verzichtete jedoch auf schmerzstillende Tabletten, um den Ausscheidungsprozeß nicht zu stören. Das ganze Befinden war wie bei einer Grippe, der ganze Körper war zerschlagen. Ich hatte jedoch kein Fieber, nur etwas erhöhte Temperatur. Der Zustand besserte sich am nächsten Tag leicht, indem die verstopfte Nase etwas durchgängiger wurde. Der Schleimfluß hielt noch weiter an und nahm erst in den nächsten acht Tagen allmählich ab. Heute besteht nun folgender Befund: Die Atmung durch die Nase ist so gut wie seit Jahren nicht; auch nachts verstopft sie sich nicht mehr. Der Geruchssinn, der seit Jahren verschwunden war, ist völlig normal. Ein Erfolg, wie er in der kurzen Zeit der Kur nicht besser sein konnte. Ich werde die Kur in vier Wochen wiederholen. Darüber hinaus werde ich die Kur bei mindestens zehn Patienten, die mit chronischen Nebenhöhlenkatarrhen zu tun haben, anwenden, darunter ein Fall mit Stinknase und ein anderer mit ständigem Ohrensausen. Mittels eines Testapparates habe ich die Feststellung gemacht, daß viel mehr Patienten auch ohne direkte Beschwerden an Nebenhöhlenvereiterungen leiden. Da diese versteckten Herde nicht immer aktiv sind, sind sich die Patienten dessen oft nicht bewußt. Die aktiven Herde reagieren allgemein schneller auf die Luffa-Behandlung als die passiven.«

Später hat mir dieser Heilpraktiker über sehr günstige Erfolge bei acht von diesen zehn Patienten berichtet. Ich gab in Europa das Mittel vielen Ärzten in die Hand, die ihre interessanten Versuche damit anstellen.

Ein befreundeter Arzt (starker Raucher) probierte an sich selbst einen künstlichen Katarrh aus, der 14 Tage in unverminderter Stärke andauerte. »Das Mittel ist großartig«, sagte er. »Man sollte es jedem Patienten mindestens einmal im Jahr geben, denn wer hat heutzutage nichts am Kopf!«

Eine Patientin, die mehr als 40 Jahre alt war, teilte mir mit, daß sich nach Anwendung der Luffa purgans ein chronischer, brennender Gebärmutterausfluß zunächst bedeutend verschlimmerte, dann aber allmählich gebessert hätte. Dies deckt sich also mit den Erfahrungen von Dr. Fliess, der durch das Reizen des Trigeminus Reflexwirkungen auf die weiblichen Geschlechtsorgane feststellte.

Meiner Ansicht nach sollte dieses Mittel an sämtlichen Hals-Nasen-Ohren-Kliniken verwandt werden! Wie schon gesagt, mache ich mir selbst ein- bis zweimal im Jahr einen »Luffa-Schnupfen« und bewahre mir dadurch einen klaren Kopf. Fernpatienten aus der ganzen Welt: Deutschland, Österreich, Schweiz, USA, Argentinien, Brasilien, Australien, Israel, Costa Rica usw. sandten mit Berichte über die guten Erfahrungen mit Luffa purgans, die in sehr vielen Fällen Operationen verhüten konnte.

Den Interessierten gebe ich nun die genaue Gebrauchsanweisung für diese indianische Heilpflanze, die *nur äußerlich* zu verwenden ist: Man weiche abends, nach Indianererfahrung möglichst bei abnehmendem Mond, eine halbe bis eine ganze Luffa purgans in einem dreiviertel Mokkatäßchen voll heißem Wasser über Nacht ein, koche dies zusammen mit dem Wasser am nächsten Morgen kurz auf, siebe die Flüssigkeit durch ein feines Tuch und lasse sie auf Handwärme abkühlen. Dann wird nüchtern, vor dem Frühstück, jedes Nasenloch einzeln behandelt. Man füllt ein kleines Augentropfenglas (Pipette) mit Flüssigkeit, beugt sich mit dem Kopf so tief wie möglich über eine Waschschüssel, bis die Flüssigkeit gut hineinläuft, nun tropft man sie langsam und ohne starken Druck ein.

Wenn man spürt, daß die Flüssigkeit bis zur Nasenwurzel gelangt ist, entfernt man das Tropfgläschen, verharrt noch zehn Sekunden in der gleichen Stellung, schnaubt vor dem Aufrichten des Kopfes das Nasenloch aus und trocknet es dann auch innen mit einem Papiertaschentuch. Es ist wichtig, daß kein Tropfen in den Hals laufen kann, um eine unnötige Reizung der zarten Schleimhäute zu vermeiden. Diese Anwendung ist die erfahrungsgemäß beste und völlig unschädlich. – Sofort danach das andere Nasenloch in der gleichen Weise behandeln, 15 Minuten warten, nochmals alles wiederholen.

Ob der erwünschte Schnupfen sofort oder nach einigen Stunden einsetzt, ist individuell verschieden. Sollte jedoch die erwartete Wirkung am gleichen Tag noch nicht eintreten, kann mit der übriggebliebenen Flüssigkeit am nächsten Morgen die Behandlung wiederholt werden. Die Flüssigkeit ist in einem gut verschlossenen Fläschchen – besonders außer Reichweite von Kindern – bis zum zweiten Gebrauch wegzustellen und der dann verbleibende Rest wegzugießen. Dagegen kann das nicht gebrauchte trockene Stück der Luffa in einem verschlossenen Gläschen Monate aufbewahrt werden, ohne seine Eigenschaften zu verlieren.

Die anfänglich gummiartigen flüssigen Absonderungen werden bald dickschleimig, oft sehr übelriechend und eitrig und können – je nach der Belastung – drei bis acht Tage andauern. Dafür gibt es keine feste Norm. Gut ist es, am Abend vor der Behandlung ganz wenig zu essen und den Darm durch einen warmen Kamilleneinlauf gründlich zu entleeren. Für den ersten bis dritten Tag nach der Behandlung ist eine vegetarische Obst-Gemüsesaft-Reis-Diät sehr zu empfehlen.

Durch den Katarrh werden gleichzeitig günstige Reflexe auf den ganzen Verdauungsapparat ausgelöst, die sich in der Linderung von Leber- und anderen Beschwerden angenehm fühlbar machen.

Besondere Anwendungsweise bei Kindern und empfindlichen alten Menschen: Morgens früh einen mit der oben angegebenen Luffa-Abkochung angefeuchteten Wattebausch, ganz leicht ausgedrückt, in jedem Nasenloch abwechselnd mindestens 15 Minuten stecken lassen. Dies kann im Bedarfsfall auch zwei Stunden vor dem Mittagessen und eventuell in genau gleicher Weise mehrere Tage hintereinander wiederholt werden, bis sich der gewünschte Schnupfen einstellt.

Die Wirkung kann durch Kopfdampfbäder vor dem Schlafengehen alle zwei bis drei Tage mit einem Aufguß von Kamillenblüten, einigen Tropfen Eukalyptusöl und *Olbas* unterstützt werden. 20 bis 30 Minuten mit einem großen Badehandtuch über Kopf und Schultern über einer Waschschüssel zu schwitzen ist sehr wohltuend für die Atmungsorgane bei Erkältungen, Nebenhöhlen- und Ohrenschmerzen. Nach diesem Bad schnell Gesicht und Oberkörper kühl abreiben und ins Bett legen.

Die Luffa-Kur kann in jeder der geschilderten Anwendungsformen alle ein bis zwei Monate so lange wiederholt werden, bis alle Beschwerden verschwunden sind. Man muß also bei chronischen Krankheiten Geduld haben und das Seine zur vollen Gesundung beitragen. Aber auch ohne Beschwerden sind Frühjahrs- und Herbstkuren mit Luffa purgans zur Erhaltung der Vitalität und Leistungsfähigkeit sehr zu empfehlen. Erneuter Verschlackung kann auch durch zeitweise vegetarische und Rohkostkuren auf natürliche Weise wirksam vorgebeugt werden, abgesehen von den wunderbaren Bäderbehandlungen, die an anderer Stelle ausführlich besprochen sind.

Es sei erwähnt, daß sich der Patient am ersten Tage dieser Kur meistens unpäßlich fühlen kann wie bei einer beginnenden Grippe. Doch sind die Begleiterscheinungen oft ganz verschieden.

Kurz nach Nasen- und Halsoperationen ist die Behandlung keinesfalls anzuraten. Dagegen können Patienten mit besonders empfindlichen Schleimhäuten statt dessen die erwähnten Kopfdampfbäder ohne Bedenken durchführen und dabei feststellen, ob sie ihnen gut tun. Die Indianer hierzulande waschen sich einfach mit einer Luffa-Abkochung (etwa eine ganze Luffa auf einen viertel Liter Wasser) den Kopf, ohne nachzuspülen, um einen Katarrh zu bekommen. Man muß bei dieser Anwendung nur die Augen fest schließen, damit die Flüssigkeit sie nicht reizen kann. Ich selbst habe diese – an sich natürlich sehr einfache – Methode noch nicht ausprobiert.

Die zahlreichen Zuschriften aus aller Welt bestätigen mir, daß bereits viele Ärzte an sich und andern die Luffa-Kur ausprobiert haben und damit vielen chronisch Kranken großer Segen gebracht wurde.

Louis Kuhne
und seine Ganzheitstherapie

Im Wasser ist Heil
Sebastian Kneipp

Nach dieser interessanten und wirkungsvollen Ausscheidungsmethode komme ich zu einer Behandlung, die nicht ganz so unbekannt sein dürfte wie die Anwendung der Luffa purgans. Es ist das Kuhnesche Rumpfreibe- und das Reibesitzbad.

Zuvor einige Zeilen über Kuhne selbst. Er wurde 1840 in Leipzig als Sohn sehr kränklicher Eltern geboren, so daß ihm seine eigene schlechte Konstitution bereits in frühester Jugend zu schaffen machte. Sein Vater starb an Magenkrebs, und seine Mutter siechte Jahrzehnte an chronischer Krankheit langsam dahin.

Kuhne selbst war im Alter von 25 Jahren ebenfalls an Magenkrebs und Lungentuberkulose erkrankt. In seinem hoffnungslosen Zustand las er von Versammlungen der »Freunde der Naturheilkunde«, die er von nun an regelmäßig besuchte, weil er sich von dieser Methode wirkliche Heilung erhoffte. Aber trotz Wasser- und Sonnenbädern, Packungen, Klistieren, Diät empfand er nur Linderung für seine Schmerzen, jedoch keine Heilung.

Er versuchte immer wieder durch eigene Gedanken und durch scharfe Beobachtung seiner selbst und anderer der wahren Ursache aller Krankheit auf den Grund zu kommen und gelangte allmählich zu der Überzeugung, daß jede Krankheit letzten Endes von nicht ausgeschiedenen Fremdstoffen herrühren mußte, die sich vom Verdauungsapparat aus durch die Blutbahn die schwächste Stelle jedes Organismus suchen, um sich da festzusetzen und ihr Zerstörungswerk langsam, aber sicher zu beginnen. Die folgerichtigen Überlegungen, die Kuhne zu dieser bahnbrechenden Erkenntnis führten, kann ich nicht in aller Ausführlichkeit schildern. Jedenfalls wurde ihm klar, daß alle Krankheit auf eine Selbstvergiftung des Körpers einzig und allein über den Verdauungsapparat zurückzuführen sei und daß logischerweise von diesem gleichen Ausgangspunkt auch die Heilung aller Krankheit begonnen werden müsse. Daß aber eine solche Heilung keinesfalls nur durch Anwendung von Drogen Erfolg haben konnte, das hatte er mittlerweile an seinen kranken Eltern und am eigenen Leibe zur Genüge erfahren. Und er begann nun die Suche nach dem Heilmittel, das die Lösung dieses wichtigen Problems sein könnte und das er eben in der bisherigen Naturheilkunde nirgends hatte finden können. Es gelang ihm schließlich, die ganze Heilwissenschaft auf einen unglaublich einfachen Nenner zu bringen, der bis zum heutigen Tage trotz aller großen Fortschritte der Medizin auf sämtlichen Spezialgebieten noch seine Geltung und Bedeutung hat.

Um die Quintessenz von Kuhnes Erkenntnissen zusammenzufassen, nur folgendes: Alle Fremdstoffe finden, oft lange ehe wir uns krank fühlen und zu allopathischen Hilfsmitteln unsere Zuflucht nehmen, ihren Eingang in unsern Körper durch Mund und Nase, soweit es sich nicht um Wundinfektionen, Bisse giftiger Tiere oder direkte Infiltration in die Blutbahn etwa durch Injektionen handelt. Auch durch Vererbung kranker Vorfahren befinden sich bereits solche Fremdstoffe bei der Geburt im kindlichen Organismus, als Krankheitsdisposition latent gespeichert, um im geeigneten Augenblick dann später als akute Krankheit auszubrechen.

Alles, was durch den Mund in den Magen gelangt ist, muß nun verdaut und in den Körper aufgenommen (zur Energiegewinnung oder zum Aufbau und Erhalt körpereigener Substanz verwendet) werden, die übrigbleibenden, unverwertbaren Produkte werden wieder ausgeschieden, sei es durch Haut, Nieren oder Darm. Das schafft der Körper ohne Schwierigkeiten je nach seiner Lebenskraft, solange nicht zuviel von ihm verlangt wird. Da aber die Mehrheit der zivilisierten Menschheit nicht »ißt, um zu leben, sondern lebt, um zu essen«, bleiben bei einer solchen chronischen Arbeitsüberlastung allmählich Rückstände, die sich auf dem Weg zu den großen Ausscheidungsorganen ablagern, wo sie den geeigneten Boden finden und sich in irgendeiner Form zersetzen können.

Diese Art der Zersetzung ist aber ein Gärungsprozeß, der – wie jeder aus Erfahrung weiß – Wärme erzeugt. Solche dem Körper schädlichen Zersetzungen können die verschiedensten Ursachen haben: nicht zuträgliche Speisen, Übermaß an Essen, Gemütsbewegungen wie Ärger, Schreck, Sorgen usw., und beginnen nach Kuhnes Beobachtungen immer im Unterleib.

Machen sie sich in Durchfall Luft, ist das oft noch die beste und schnellste Selbsthilfe; herrscht aber Verstopfung, kann sich der Patient lange Zeit über seinen überdeckten, das heißt latenten Krankheitszustand zunächst noch ohne andere ernste Beschwerden hinwegtäuschen und läßt es dadurch bis zur chronischen Krankheit kommen, die ihn dann wie ein Blitz aus heiterem Himmel trifft und völlig überrascht. Bei einem solchen Vorgang findet dann die Zersetzung der Fremdstoffe nicht unmittelbar im Verdauungsapparat, sondern *da* statt, wo sie abgelagert wurden.

Ich bitte meinen Leser herzlich, diese Erläuterungen mit der größten Aufmerksamkeit und Konzentration zu lesen, weil sie für das so wichtige Erfassen von Kuhnes Theorie und seine Heilwissenschaft große Bedeutung haben.

In jedem Fall erzeugt nun die Zersetzung und Gärung solcher Fremdstoffe eine Temperaturerhöhung des Körpers, das heißt *inneres Fieber*, das man oft mit einer leichten Unpäßlichkeit wohl spürt, ohne aber außen eine Erhöhung der Temperatur messen zu können.

In Ländern mit vorwiegend kalten Außentemperaturen wird eine solche Gärung eher zurückgehalten, während sie in heißen Ländern bedeutend schneller vor sich geht und auch fühlbar wird. So erklärt Kuhne, warum es in den Tropen viel mehr akute Fieberkrankheiten gibt als in nördlichen Ländern, wo aber dafür chronische Krankheiten vorherrschen.

Die Fremdstoffe dehnen sich nun durch die Gärung aus und suchen möglichst nach einem Ausgang über die dafür bestimmten Organe oder, wenn ihnen das nicht gelingt, über die Hautoberfläche in Ausdünstungen, Ekzemen, Pickeln, Geschwüren usw.

(Achten Sie mal auf den Geruch solcher Ausdünstungen bei Menschenansammlungen oder in ungelüfteten Räumen!) Auf dem Wege durch den Körper entsteht an den Widerstand bietenden Organen naturgemäß eine Reibung, die Wärme und damit inneres Fieber verursacht. Bleibt dieses Fieber innerlich, fühlen wir uns nicht wohl und werden langsam chronisch krank. Macht es sich aber in einer akuten Krankheit Luft, müssen wir das Fieber so schnell wie möglich durch kühle Wasseranwendungen oder Umschläge ableiten, um den Körper vor Überhitzung zu schützen, die bei längerer Dauer zum Tode führen würde.

Wenn wir uns diesen Vorgang ganz klar vor Augen führen, so muß es uns mit Schrecken zu Bewußtsein kommen, welcher naturwidrige Unsinn es ist, Fieber plötzlich durch Drogen zu unterdrücken, anstatt es durch natürliche Maßnahmen allmählich nach außen abzuleiten. Denn Fieber ist nicht nur ein Krankheitssymptom, sondern vor allem eine wichtige Heilmaßnahme des Organismus, die den Sinn hat, Infektionen zu bekämpfen und Bakterien abzutöten, die durch Gärung und Zersetzung von Fremdstoffen den besten Boden für ihre krankheitbringende Existenz finden.

So ist der Feind unserer Gesundheit nicht im Heilfieber und der oft zu unserm Glück ausbrechenden akuten Krankheit zu sehen, sondern in der schleichenden chronischen Krankheit, aus der dann so oft zu unserm Unheil kein Ausweg mehr gefunden werden kann.

Um wirklich zu gesunden, ist es also notwendig, die Zersetzung zu beseitigen, die Körpertemperatur zu normalisieren und damit allen Krankheitserregern den Nährboden zu entziehen. Wie nun die Gärung zu einer Erhöhung der Temperatur führt, so bewirkt logischerweise ein Herabsetzen der Temperatur das Aufhören der Gärung – den Versuch kann jeder selbst in wenigen Minuten mit Hefe machen. Stellt man gärende Hefe in den Kühlschrank, hört die Gärung sofort auf!

Bei dieser Erkenntnis machte Kuhne halt und suchte nun nach einem Mittel, das imstande ist, vom Zentrum des Lebens, dem Unterleib aus, eine Abkühlung zu erzielen, die durch Reflexwirkung über das sympathische Nervensystem irgendwo im Körper vorhandene Gärungszustände aufhalten und dadurch allmählich wieder eine normale Funktion des erkrankten Organes bewirken könne.

Diese logischen Überlegungen führten Kuhne zu seinen in der »Hydrotherapie« absolut revolutionären kühlen oder kalten Unterleibsbädern, dem Rumpfreibe- und Reibesitzbad. Mit diesen Bädern ging nun Kuhne *jeder* Krankheit, ganz einerlei welcher diagnostische Name dieser auch von der Wissenschaft gegeben wird, mit unerhörten Erfolgen zu Leibe. Daß er gleichzeitig, wie jeder moderne Ernährungswissenschaftler immer wieder eine einfache, vollwertige Ernährung betont, ist selbstverständlich.

Er hatte an sich selbst alles erprobt, was die Naturheilkunde ihm an Heilmöglichkeiten bot, aber gesund wurde er erst mit seinen neuen kalten Bädern. Das gleiche kann ich aus meiner eigenen Erfahrung und der meiner vielen Patienten in langen Jahren meiner Praxis nur immer wieder bestätigen und bleibe daher für alle Zukunft ein überzeugter Verfechter der Kuhneschen Heilmethode. Ein solcher Mann darf einfach in der Naturheilkunde nicht in Vergessenheit geraten.

Kuhne, der nach seiner Gesundung von hoffnungsloser Krankheit restlos von der Wahrheit seiner Erfahrungen überzeugt war, gab seine seit 24 Jahren bestehende, gutgehende Fabrik auf und gründete seine »Lehranstalt für arzneilose und operationslose Heilkunst«. In den ersten drei bis vier Jahren war die Zahl seiner Patienten sehr gering, aber allmählich sprachen sich seine Heilerfolge herum, und die Zahl seiner Anhänger wuchs rapide.

So leicht verständlich auch Kuhnes Theorie über die eine große Ursache aller Krankheit für jeden scheinen mag, so erfordert sie doch ein grundlegendes Umdenken, das zu seinen Lebzeiten schon schwer war, aber heute, im Zeitalter der mechanisierten Technik und der »allopathischen Wundermittel« noch tausendmal mehr.

Da muß es einem schon so hoffnungslos schlimm ergangen sein wie mir selbst mit meiner von Geburt an schlechten Konstitution (aber dafür – Gott sei es gedankt – einem Berge versetzenden starken Willen) und weiteren Belastungen durch eine aus Unkenntnis falsche Lebensweise in langen Jahren, *dann* wird man reif, auf ganz alte und doch so neue Dinge zu horchen und sie zu erproben und nun weiter anzuwenden, einer Welt zum Trotz, in der im allgemeinen die medizinische Wissenschaft noch so wenig oder gar nichts davon wissen will.

Aber es gibt auch einsichtige Mediziner, wie der verstorbene Mediziner Max Bircher-Benner in Zürich, in dessen Klinik ich im Jahre 1951 noch eine alte Krankenschwester traf, die unter dem Seniorchef gearbeitet hatte. Sie sagte mir, daß Dr. Bircher-Benner den meisten seiner Patienten das Kuhnesche Reibesitzbad verordnet habe! In Bad Lauterberg traf ich einen Arzt für Naturheilkunde, der mir erzählte, daß er als 15jähriger mit den Reibesitzbädern von einem schweren Hüftleiden geheilt worden wäre.

Ich habe in Diätvorträgen in Deutschland Hunderten und Aberhunderten von Zuhörern die Anwendung dieses Bades erklärt und empfohlen. Und selbst wenn das alles auch nur ein Tropfen auf den heißen Stein war, so hoffe ich doch, vielen Kranken bisher damit geholfen zu haben und weiterhin vielen Lesern dieses Buches helfen zu können. Aus meinem Institut geht kaum ein Patient heraus, ohne dieses Bad kennengelernt zu haben, und es ist mein Dank an den längst verstorbenen Louis Kuhne, daß ich seine Lehre verbreite, die mir in ihrer Einfachheit immer wieder von neuem wahr und groß erscheint.

Kuhne hat alle seine Patienten mit der einen immer gleichen Behandlung geheilt: von Lungenleiden, »unheilbaren« Augenkrankheiten, Keuchhusten, Diphterie, Skrofulose, Nervenleiden, Ischialgie, Gicht, Rheumatismus, Leberleiden, Schlaflosigkeit, Unterleibsleiden, Verdauungskrankheiten, Lähmungen, Ausschlag, Geschwülsten, Asthma, Epilepsie, Lippen-, Nasen-, Gebärmutterkrebs, Blutungen, Knochenfraß, Lepra, Herzleiden, Gesichtsrose, Lymphknotengeschwülsten, Wassersucht, Lungen-, Knochentuberkulose, selbst Rückgratsverkrümmungen usw.

Ich selbst füge nur ganz wenige Krankheitsberichte aus meiner langjährigen Erfahrung mit den Kuhnebädern bei. So sehr auch Kuhnes oder meine eigenen Erfahrungen eventuell angezweifelt werden mögen, so bin ich doch davon überzeugt, daß auch in Zukunft verzweifelte Kranke, die auf keine andere Weise Heilung finden können, ihre Zuflucht zu den Kuhnebädern nehmen werden.

Daß nicht jeder Kranke mehr geheilt werden kann, wenn seine Lebenskraft erschöpft ist, habe ich mehr als einmal betont, und das hat natürlich auch Kuhne oft erleben müssen, wie das jedem Arzt in seiner Praxis vorkommt! Aber trotzdem glücken oft noch Fälle, bei denen ich selbst kein Vertrauen mehr in die Vitalität des Patienten zu setzen wage, und das gibt mir immer wieder den Mut, das Letzte zu versuchen, oft bis ins hohe Alter der Kranken.

Ein großer Anhänger von Louis Kuhne war der bereits verstorbene Arzt Dr. Rosendorff in Wien, der bei jeder Krankheit Kuhnebäder neben seiner homöopathischen Behandlung anwenden ließ!

Mein Wunsch wird immer bleiben, daß auch die Kneipp-Bewegung, die ihren enormen Erfolg dem Umstand verdankt, daß sie sich den Bedürfnissen und veränderten Krankheitserscheinungen der zivilisierten Menschheit so bewundernswert anzupassen versteht, diese Kuhnebäder mit in die Reihe ihrer Wasserbehandlungen aufnehmen möchte. Ich kann mir nicht denken, daß Sebastian Kneipp, dem es so aufrichtig um die Gesundung der Menschheit ging, etwas dagegen haben würde! Mein Institut in Barranquilla, Kolumbien, muß wohl mit Recht als das erste Kneipp-Institut in Kolumbien, ja von vielen andern südamerikanischen Ländern angesehen werden. »IM WASSER IST HEIL« (En el agua esta la salvacion) leuchtet in großen Buchstaben meinen Patienten im Eingang entgegen, aber die Kuhnebäder laufen friedlich Hand in Hand mit allem, was ich in jahrelangem Studium und als »Bademeisterin« in der Kneippschule über Wasserbehandlungen gelernt habe und mit Erfolg anwende.

Meine ersten Erfahrungen mit großen Heilerfolgen durch Kuhnes Bäder machte ich an mir selbst und meiner Familie sowie späterhin dann laufend durch die Anwendung bei meinen Patienten.

In diesem Land, das mit seiner jungen Zivilisation noch zu den sogenannten »Naturvölkern« zählen sollte, ist das Verständnis für naturgemäße Behandlung eigentlich im Keim erstickt. Wertvolles Volkswissen auf heilerischem Gebiet versinkt allmählich in allgemeine Vergessenheit durch die zu schnelle Entwicklung der immer noch wenigen Großstädte und die Propaganda der großen Chemiekonzerne, die ihre Patentmedizinen heute bis ins fernste Dorf vertreiben, wo sie teils von noch ganz primitiven Indianern gekauft werden, wenn sie hin und wieder mal in die Dörfer kommen, um ihre Handarbeiten in Lebensmittel umzusetzen.

Das ist ein merkwürdiger Gegensatz zu den Menschen im hyperzivilisierten Europa, wo in gewissen Kreisen der Wunsch nach Naturnähe viel stärker ist als hier.

Bevor ich aus meiner Praxis einige Fälle schildere, aus denen zu ersehen ist, daß die aus *gleicher* Wurzel entstehenden Krankheiten auch von *einem* Punkt aus anzugreifen und zu heilen sind, möchte ich eine genaue Beschreibung der beiden Kuhnebäder anführen, die durch eine rein örtliche Abkühlung des Unterleibes über das sympathische Nervensystem wirksame Reflexe auf *alle* Organe erzielen und ihre Krankheitserscheinungen beseitigen.

Beim Rumpffreibebad setzt sich der Patient in eine runde, 30 bis 40 cm hohe Wanne, nachdem er sie mit kühlem Wasser von 16 bis 20 Grad Celsius gefüllt hat und reibt fünf, zehn oder fünfzehn Minuten mit einem rauhen Leinentuch von rechts unten (Blinddarmgegend) nach oben, dann nach links oben weiter und nach links unten in kreisförmiger Bewegung über den Unterleib; damit wird im Verlauf des Dickdarms dessen vorwärtsschiebende Darmbewegung angeregt. Man kann den Lappen auch über eine kleine runde Bürste mit Stiel ziehen, um die Hand nicht die ganze Zeit mit ins kalte Wasser zu tauchen und auf diese Weise nur den Unterleib dem Reiz des kalten Wassers auszusetzen.

Wer nicht kälteempfindlich ist, kann mit der Temperatur allmählich sogar bis auf 14 bis 15 Grad Celsius heruntergehen. Nach dem Bad muß der Patient sich sofort bewegen, spazierengehen, ein Sonnenbad nehmen oder sich gut zugedeckt ins Bett legen, bis die unbedingt notwendige Wärmereaktion des Körpers erreicht ist.

Die Wirkung ist bei allen Schmerzzuständen und Krankheiten unmittelbar und bringt oft schnellere Besserung als die stärksten Drogen. Bei ernsten Krankheiten kann dies Bad bis zu drei-, ja viermal am Tage durchgeführt werden, und zwar mindestens zwei Stunden nach oder eine Stunde vor einer Mahlzeit; außerdem morgens nüchtern gleich vom Bett aus oder abends vor dem Schlafengehen. Die wichtigste Vorbedingung ist stets, daß der Körper des Patienten vor der Anwendung völlig warm ist und er unter keinen Umständen friert.

Aber – nun kommt das *Aber*, das es zu Kuhnes Zeiten ganz gewiß noch nicht wie heute gab: Unsere Generation hat zwei Weltkriege hinter sich. Die nächste Generation hat trotz ihrer vielleicht gesünderen Lebensweise mit Sport, leichterer Kleidung, hygienischeren Wohnungen, Badegelegenheiten, frischer Luft usw. eine schwächere Konstitution als unsere Voreltern. Krieg, Hunger, ungeheure Nervenbelastungen, oftmals auch leider das Fehlen eines richtigen Familienlebens mit Wärme, Liebe und Geborgenheit, starke Anforderungen in Schule und Studium hat die Jugend wohl einerseits härter, andererseits aber körperlich sensibler gemacht, so daß die Kaltwasserbehandlungen oft bei weitem nicht so gut vertragen werden wie zu Kuhnes Zeiten. Darum ist auch die Kneipp-Bewegung allmählich stark zu Wechselbehandlungen übergegangen, um das zu erzielen, was Kneipp vorwiegend mit kalten Güssen, Packungen usw. erreichte.

Aus dem Grunde ist das Rumpffreibad auch in der oben angegebenen Form im Winter nicht anzuraten; dagegen wird es an wirklich warmen Sommertagen und nach entsprechender Gewöhnung darüber hinaus oft bis in den Herbst hinein sehr angenehm und von großer Wirksamkeit sein.

Jeder kann sich leicht selbst prüfen, ob sein Körper die Wärmereaktion schafft, sonst aber rate ich von diesem Bad trotz seiner Wirksamkeit ab. Hier bei uns in den Tropen dagegen können wir es sehr gut verwenden, weil bei einer Außentemperatur von 28 bis 32 Grad im Schatten eine allgemeine Abkühlung des Unterleibs leicht und gut vertragen wird. Männer haben es meistens lieber als Frauen, die meiner Erfahrung nach im allgemeinen wärmebedürftiger sind als das »starke Geschlecht«. Trotzdem lohnt sich aber für jeden ein mutiger Versuch!

Für etwaige Leser in heißen Ländern möchte ich bemerken, daß die von Kuhne angegebene Temperaturen des Leitungswassers für ihre Bäder nicht in Frage kommen, weil sie sich im Tiefland um 25 bis 32 Grad Celsius bewegen und die gewünschten Reaktionen nie erreicht werden können. Kuhne hat sich bei seinen Angaben auf Beobachtungen und Ansichten von Menschen, die in den Tropen leben, verlassen, denen nähere Kenntnisse über wirksame Wasserbehandlungen unbekannt waren. Natürlich kann auch ein Bad mit Leitungswasser in den Tropen vorübergehend erfrischend wirken, aber nie werden solche Heilerfolge damit erreicht werden können wie mit kaltem Wasser! Also sind wir unbedingt gezwungen, das Wasser für diese Bäder künstlich zu kühlen, wobei ich mich gern nach den persönlichen Bedürfnissen jedes Patienten richte, um allmählich dann zu einer Temperatur zu gelangen, die mir die richtige zu sein scheint.

Für die Bewohner tropischer Länder oder auch von Gegenden, wo es sehr heiße Sommer gibt, haben wir in letzter Zeit eine neue Ausführung des Rumpffreibades erprobt. Wer über einen Garten oder eine Terrasse verfügt, wo er sich ohne Schwierigkeiten entkleidet in seine Sitzbadewanne in die Sonne setzen kann (natürlich mit gut bedecktem Kopf), wird eine Anfangstemperatur von etwa 15 Grad Celsius nach dem ersten kurzen Schock sehr gut ertragen und sogar bei heißer Außentemperatur nach wenigen Minuten als angenehm empfinden.

Man läßt sich 15 bis 20 Minuten von vorn und ebensolange von hinten von der Sonne bestrahlen und reibt den Unterleib in der bereits früher angegebenen Weise mit einem rauhen Tuch. Im Schatten steht möglichst ein weiterer Eimer mit soviel Eis bereit, daß man bequem und immer ganz nach persönlichem Wohlbefinden die Temperatur des Wassers auf der gleichen Höhe halten oder aber weiter abkühlen kann, und zwar auf zwölf bis zehn Grad Celsius. Ich selbst mache dieses Bad oft im Freien und es fehlt mir geradezu, wenn ich es wegen zuviel Arbeit hin und wieder unterlassen muß.

Letzthin erzählte mir ein ambulanter Patient, er wollte sein chronisches Magengeschwür nächstens auf einer Deutschlandreise vereisen lassen, dann wäre es in einem einzigen Tag verschwunden. Ich habe mit dieser Behandlungsweise noch keine Erfahrung gemacht; aber es ist uns seit langem von Kuhne bekannt, daß Kälte gärungswidrig ist und darum heilend wirkt. Darauf beruht ja letzten Endes Kuhnes bahnbrechende Ganzheitstherapie, wie ich versucht habe, dem Leser zu erläutern. Nur müssen wir eben den Mut haben, auf manche liebgewordene Gewohnheit verzichten zu lernen und durch eigene Mithilfe zur Erhaltung oder Wiedererlangung unserer Gesundheit beizutragen, selbst wenn es uns anfangs etwas unbequem erscheint!

Den Frauen möchte ich noch verraten, daß es nichts Besseres für ihre Haut, für einen schlecht funktionierenden Darm, für mangelnden Haarwuchs, für überreizte Nerven (besonders in den Wechseljahren) usw. geben kann als dieses wunderbare Sitzbad im Freien im Sonnenschein und mit eiskaltem Wasser.

In diesen Tagen schrieb mir mein Freund Gerhard Schröder aus Hannover, der indische Arzt Swami Dev Murti habe ihm gesagt, daß nach seiner Beobachtung häufig völlig gesund erscheinende Europäer in heißen Ländern nach wenigen Jahren gesundheitlich zusammenbrechen, weil ihrem Körper das kalte, eine gesunde Verbrennung anregende Klima Europas fehlt. Die kalte Luft Europas bewirke, daß seine Bewohner sich trotz ihrer vielfach grundfalschen Ernährungsweise immer noch relativ gesund erhalten können.

Diese Ansicht des bekannten indischen Arztes war wieder eine Bestätigung mehr für die Wichtigkeit aller Kältetherapie in tropischen Ländern bzw. Ländern mit heißen Sommermonaten, was aber keineswegs ausschließt, die Kuhnebäder auch in kühleren Zonen als Regenerationsmittel und zur Heilung von vielen Krankheiten anzuwenden, wo sie nach anfänglicher und systematischer Gewöhnung ausgezeichnet ertragen werden können. Das kann ich als von jeher ausgesprochener »Wärmetyp« aus eigener und langjähriger Erfahrung immer wieder bestätigen!

Während in Deutschland Temperaturunterschiede bei Wechselbädern von 25 Grad Celsius vollständig genügen (also bei 42

Grad Wärme eine Abkühlung auf 17 Grad), bade ich am liebsten mit 35 Grad Unterschied zwischen heiß und kalt, das heißt also, ich bade bei einem heißen Beinbad von 43 Grad am liebsten mit 8 Grad kurz nach. Das ist wahre Gymnastik für das müde Venensystem, und das belebende Gefühl nach einem solchen Bad ist unbeschreiblich. Wir persönlich möchten auf unsere Kaltwasseranlage in den Tropen nicht verzichten und schreiben unsere jugendliche Beweglichkeit und geistige Frische nach so langen Tropenjahren außer unserer selbstverständlichen Diät unsern täglichen Wasserbehandlungen und, nicht zu vergessen, unserer körperlichen Bewegung zu!

Das Reibesitzbad hat den Vorteil für kalte Zonen, daß der Kältereiz auf einen bedeutend kleineren Teil des Körpers – und zwar nur auf die Geschlechtsteile – beschränkt wird. Dadurch ist es leichter und auch länger zu ertragen als das Rumpffreibebad. Kuhne hält das Reibesitzbad noch für weit wirksamer als das Rumpffreibebad. Beim Reibesitzbad sitzt der Patient nicht im, sondern über dem Wasser.

Von Frauen ist dieses Bad folgendermaßen auszuführen: Wer ein Bidet zur Verfügung hat, fülle es mit kaltem Wasser – in Deutschland ist gewöhnlich das Leitungswasser kalt genug, vielleicht ist es im Hochsommer angenehm, etwas Eis hineinzutun –, nehme entweder einen rauhen Lappen oder aber eine kleine runde Bürste mit einem Tuch überzogen wie bei dem andern Kuhnebad, um die Hand nicht fortgesetzt ins kalte Wasser tauchen zu müssen, und reibe dann die äußeren Geschlechtsteile mit dem kalten Wasser von oben nach unten. Auch die Leisten und der Bauch bis zum Nabel sollten gerieben werden.

Frauen, die kein Bidet zur Verfügung haben, rate ich zu folgender erprobten Methode: Man fülle einen Eimer mit Wasser und setze sich auf den Rand eines Stuhls, den man so plaziert hat, daß ein Teil des Eimers unter dem Stuhl steht. Um die Hand nicht unangenehm abkühlen zu lassen, steckt man eine kleine Spülbürste in einen Waschhandschuh und schöpft damit das kalte Wasser, um die äußeren Geschlechtsteile zu berühren; das Ganze etwa 20 Minuten lang, in ruhigem Rhythmus. Wer leicht kalte Füße bekommt, zieht sich Wollsocken an. Nach dem ersten Schock durch das kalte Wasser wird man bald am ganzen Körper wohlig warm. Falls sich die Wärme nicht einstellt, sollte die Anwendung nicht fortgesetzt werden.

Für die Männer schreibt Kuhne folgende Ausführung vor: Da es zu Kuhnes Zeit fast noch gar keine Bidets gab, ließ er über eine größere Schüssel (in bequemer Sitzhöhe aufgestellt) hinten ein Brett zum Sitzen legen, mit der linken Hand sodann die Vorhaut über die Eichel ziehen und mit der rechten Hand mit einem Tuch nur die überstehende Vorhaut *unter* dem Wasser leicht reiben. Dieses Bad kann aber ebenfalls auf dem Bidet sitzend ausgeführt werden. Je nach den vorhandenen Bequemlichkeiten im Hause kann sich aber jeder Mann eine Art und Weise ausdenken, die Hauptsache dabei bleibt, daß das Reibebad in der vorgeschriebenen Weise ausgeführt wird. Dr. Rosendorf gibt zum Beispiel folgende Methode an: In eine größere Sitzwanne wird entweder eine Fußbank gestellt oder aber ein Brett zum Sitzen über den Rand der Wanne gelegt, sodann die Wanne so weit mit Wasser angefüllt, daß dieselbe mit dem oberen Rand des Sitzes abschließt und den Sitz nicht übersteigt. Frauen sowohl wie Männer können diese Einrichtung benutzen und dann jeweils in der ihnen vorgeschriebenen Weise ihr kaltes Reibesitzbad vornehmen. Je kälter das Wasser ist, um so größer die Wirkung. Da der Mann unter allen Umständen die linke Hand mit ins Wasser tauchen muß, um das Geschlechtsglied mit der über die Eichel gezogenen Vorhaut während des Bades zu halten, darf das Wasser natürlich nicht kälter sein, als es gut für die Hand zu ertragen ist.

Bemerkenswert ist, daß Männer mit Beschneidung das Reibesitzbad in dieser Form nicht anwenden können. Für sie empfehle ich das Wechselbad nach Masdasnan, das auf Seite 200 unter »Männerpflege« beschrieben wird. Jeder kann dabei dann die Temperatur herausfinden, die ihm angenehm ist und die Zeit des Bades auch nach seinem Belieben ausdehnen oder beschränken. Dieses Bad hat ebenfalls Heilwirkung und ist gleichzeitig das beste Verjüngungsbad, das heißt, es unterstützt die harmonische, lebenswichtige Zusammenarbeit des gesamten Drüsensystems.

Ich habe absichtlich die genaue Ausführung des Reibesitzbades nach L. Kuhne angeführt, möchte aber trotzdem noch die unsern heutigen Verhältnissen angepaßte, bequemere Art dieses Bades anfügen.

In den meisten modernen Baderäumen sind heute Handbrausen vorhanden, so daß Männer und Frauen, auf einem Hocker in der Badewanne sitzend, die Geschlechtsteile ganz mit leichtem Wasserdruck abgießen können (bei den Männern also nicht nur die Vorhaut, wie von Kuhne beschrieben). Außerdem können die Leisten und der Leib bis zur Höhe des Nabels unter gleichzeitigem Reiben des Leibes mit kleiner überzogener Bürste, wie oben beschrieben, abgegossen werden, was namentlich an heißen Sommertagen sehr angenehm ist.

Vom Herbst bis zum Frühjahr ist das normale Leitungswasser für diese Behandlung meistens kühl genug; an warmen Sommertagen dagegen wird es allgemein nötig sein, das Wasser in eine Schüssel zu tun – soweit kein Bidet vorhanden ist – und Eis hinzuzufügen, um eine Temperatur von etwa 15 Grad Celsius zu erzielen. Nach unsern jahrelangen Erfahrungen ist diese vereinfachte Ausführung des Reibesitzbades auch für Männer von der gleichen wunderbaren Wirksamkeit.

Innere Entzündungszustände werden nach kurzer Zeit zu den Ausscheidungsorganen hin abgezogen, und es kann vorkommen, daß dadurch in der Umgebung der Geschlechtsteile äußerlich vorübergehend Ausschlag und Entzündungen auftreten. Das braucht dem Patienten absolut keine Angst zu bereiten – alles, was nach außen ausgeschieden wird, kann den inneren Organen keinen Schaden mehr tun. Die äußeren Erscheinungen lassen von selbst nach, sobald der innere Fieber- und Entzündungszustand abgeklungen ist; dagegen ist im Allgemeinzustand meistens schon vorher eine wesentliche Besserung spürbar. Es gibt kein Bad, das den ganzen Nervenzustand so unmittelbar und günstig zu beeinflussen imstande ist, weil gerade im Unterleib sämtliche Nerven mit ihren Ausläufern zu erreichen sind und beim kühlenden Bad dann durch ihre Reflexwirkung auf das Gehirn alle Funktionen des Körpers neu angeregt werden.

Man beginnt dieses Bad mit fünf bis zehn Minuten Dauer, die allmählich nach eigenem Wohlbefinden auf 15 bis 20, ja sogar 30 Minuten und länger gesteigert werden kann.

Es ist ein sehr angenehmes und gut verträgliches Bad für jedes Lebensalter, obwohl für Kinder im Entwicklungsalter das Rumpfreibebad wohl empfehlenswerter ist. Man gewöhnt sich sehr schnell daran, und viele Patienten wiederholen solch eine Badekur meistens auch von Zeit zu Zeit gern, ohne gerade ein ausgesprochenes Leiden zu haben. Wichtig ist nur, daß der Körper wie bei allen kalten Wasseranwendungen sonst warm bekleidet ist und das Bad in einem angenehm temperierten Raum gemacht wird. Ich wiederhole: Nach dem Bad muß der Körper möglichst schnell durch einen Spaziergang, Gymnastik, Sonnenbad oder aber bei Schwerkranken im Bett erwärmt werden.

Und nun komme ich zu einigen Fällen, deren Heilung ich in meiner Praxis im Verlauf von 25 Jahren verfolgen konnte. Ich betone immer wieder, daß ich in jedem Fall auf einer gesunden Ernährung bestehe, um Erfolge zu erzielen. Wieweit meine Anordnungen befolgt werden, ist bei ambulanten Patienten natürlich nicht immer genau zu kontrollieren. Ich muß mich da auf die Wahrheitstreue ihrer Aussagen verlassen und ihr eigenes Interesse an ihrer baldigen Gesundung voraussetzen. Aber selbst wo Diätratschläge nicht immer ganz strikt befolgt wurden, haben die Kuhnebäder bei konsequenter Durchführung nie versagt. Nur wo durch besondere Umstände eine Unterbrechung der Nervenleitung stattgefunden hat, kann sich die wunderbar erfrischende und heilende Wirkung der Bäder nicht voll entwickeln.

Da nach Kuhne die Krankheitsursache nur eine einzige ist, während die Erscheinungsformen der Krankheit je nach Konstitution, Umwelteinflüssen, Klima usw. so verschieden sein können, leuchtet es nach diesen ausführlichen Erklärungen hoffentlich jedem ein, daß Kuhne durch seine Vereinfachung jeder Krankheitsbehandlung mit seinen Bädern jede Krankheit von einem Punkt, dem Zentrum des Lebens aus angreift und oftmals Heilungen erzielt, die auf den ersten Blick wie Wunder erscheinen!

Nach den Erfahrungen, die ich mit mir selbst, meiner Familie und Hunderten von Patienten gemacht habe, bin ich der Meinung, daß Louis Kuhne mit seiner Therapie die Naturheilkunde um wichtigste Erkenntnisse bereichert hat und es verdient, auch heute noch als einer der bedeutendsten Vertreter naturgemäßer Lebens- und Behandlungsweise anerkannt zu werden!

Einige Fälle aus der eigenen Familie:

Vor vielen Jahren stellte sich bei mir nach einer Darmlähmung, die mit zahlreichen Spritzen – aber zum Glück ohne operativen Eingriff – innerhalb von 24 Stunden behoben werden konnte, stundenweises Erblinden ein, begleitet von Ohrensausen, zeitweisem Verlust jeden Gedächtnisses und schweren Sprachstörungen. Kurzum ein Zustand, der etwas Beängstigendes hatte.

Ich hatte schon damals großes Interesse für medizinische Dinge, aber von naturgemäßer Ernährung hatte ich nur wenig Ahnung und aß nach ärztlichen Ratschlägen meines jammervollen Zustandes wegen recht kräftig mit reichlich Fett, Proteinen und allem »Guten«, was zu meiner Erhaltung dienen sollte. Ich erholte mich zwar sehr langsam – trotz der gänzlich falschen Esserei – wieder soweit, daß die Attacken von Blindheit nachließen. Augenlicht und Gedächtnis blieben aber sehr schlecht, und der Allgemeinzustand wurde von Jahr zu Jahr schlechter.

Als ich dann später mit Louis Kuhnes Buch *Die neue Heilwissenschaft* bekannt wurde, begann ich sofort mit den Reibesitzbädern, die neben meiner seit 1936 vegetarischen Lebensweise viele meiner Beschwerden vollständig zum Schwinden brachten, die bis dahin durch andere naturgemäße Behandlungen wohl gebessert, aber nie ganz behoben werden konnten.

Als ich aber einige Jahre später leider (gesetzlich vorgeschriebene) Spritzen gegen Tollwut über mich ergehen lassen mußte, weil bei uns ein Hund an Tollwut gestorben war, bekam ich wieder die gleichen Erblindungserscheinungen, die Stunden andauerten und immer häufiger auftraten. Ich begann von neuem, Reibesitzbäder zu machen, und zwar immer mit bis zu einer Stunde Dauer. Oftmals konnte ich den Anfall im Keim ersticken, und in kurzer Zeit erreichte ich, daß diese beängstigenden Anfälle sich niemals mehr wiederholten.

Im letzten Kriegsjahr mußte ich mir mehrere Zähne ziehen lassen. Es fehlte hier damals aber an »guten« Betäubungsmitteln, die mir in diesem Notfall reichlich eingespritzt werden mußten, so daß ich zitternd und elend wie nach einer Narkose nach Hause kam. Ich machte sofort ein Reibesitzbad von eineinhalb Stunden Dauer und beobachtete genau, was geschah!

Die Anästhesie zog nach kurzer Zeit aus dem Kopf in die Arme. Ich hatte heftiges Herzklopfen und fühlte mich unsagbar übel. Langsam ging das Gefühl einer regelrechten Lähmung über den ganzen Oberkörper und wanderte weiter herunter bis in die Beine, bis sie nach einer guten Stunde in den Füßen angelangt war. Ich weiß nicht, ob ich in dem geschwächten Zustand eine Sauna hätte aushalten können; aber das kalte Kuhnebad bekam mir ausgezeichnet und wirkte tatsächlich Wunder. Allerdings bekam ich infolge dieser starken Vergiftung bereits nach wenigen Tagen an den Unterschenkeln mehrere etwa zweimarkstückgroße Geschwüre, die furchtbar schmerzten und sich immer tiefer einfraßen. Es dauerte nun doch lange Zeit, bis die regelmäßigen Bäder die letzten Spuren dieser Geschwüre vernichtet hatten, so daß heute nur noch ein paar unscheinbare Fleckchen, aber keinerlei Narben zurückgeblieben sind.

Etliche Jahre nach den erwähnten Tollwutspritzen, denen auch meine armen Kinder sich nicht hatten entziehen können und die ich selbst nicht einmal zu umgehen wagte (obwohl ich von einem spanischen Geistlichen wußte, daß er nach dem Biß eines tollwütigen Hundes eine Woche isoliert nur von Knoblauch lebte und nicht infiziert wurde!), erkrankten meine damals elfjährige Tochter und ich fast am gleichen Tage an Meningitis (Gehirnhautentzündung).

Beide hatten wir hohes Fieber. Ich nahm aber auf mich selbst keine Rücksicht und richtete zunächst mein ganzes Augenmerk auf das Kind, das in den ersten Tagen bei jeder leisen Bewegung des Kopfes schrie. Mit gutem Zureden nahm sie jeden Tag viermal ein Reibesitzbad von je einer Stunde Dauer und anschließend noch eine kalte Dusche über den ganzen Körper. Nach wenigen Tagen waren Fieber und Schmerzen verschwunden. Die Kleine trank nur rohe Säfte und war nach elf Tagen wieder in der Schule, ohne die geringsten Folgeerscheinungen dieser furchtbaren Krankheit.

Durch die fehlende Schonung bei dieser anstrengenden Pflege dauerte es bei mir selbst neun ganze Wochen, bis ich restlos wiederhergestellt war. Ich gebe zu, daß ich mich manchmal in mein Institut hinunterschlich, um meiner Helferin Anordnungen für die Behandlungen meiner dringendsten Patienten zu erteilen. Im übrigen aber nahm ich täglich mehrere Reibesitzbäder und genoß es, einmal wochenlang ungestört im Bett liegen zu dürfen und einfach stundenlang ganz allein zu sein.

Während des Abklingens der Krankheit war ich geistig sogar besonders aufnahmefähig und konnte in meiner Einsamkeit und sonst so selten verfügbaren Zeit viele schöne Bücher studieren. Niemand wußte von meiner Krankheit, und ich bekam auf die Weise keinerlei Besuche. Nach meiner Genesung wurde ich wiederholt gefragt: »Waren Sie verreist? Sie sehen ja so erholt aus?« Worauf ich erwiderte: »Nein, ich war nicht fort, ich habe mir nur erlaubt, mal richtig krank zu sein.«

Ich hatte während der ganzen Zeit nur rohe Säfte und schließlich Rohkostsalate zu mir genommen; das war also mal gründliches Reinemachen für vergangene Jahre!

Mit sieben Jahren erkrankte meine Tochter nach einigen Monaten zuvor erfolgter Zwangsimpfung gegen Diphterie an ebendieser Krankheit. Wir machten neben Saftfasten dreimal täglich einstündige Reibesitzbäder. Von einer Behandlung zur andern fielen große graue Fetzen aus dem Hals, und acht Tage später war ich bereits mit den Kindern am Meer und ließ sie, ehe die Sonne heiß wurde, baden. In kürzester Zeit war das Kind völlig erholt.

Ein Patient war 54 Jahre alt und hatte Asthma seit dem zweiten Lebensmonat. Jeden Abend um neun Uhr kam eine Krankenschwester ins Haus und machte ihm eine Injektion, damit er bis ein Uhr nachts schlafen konnte. Dann begann unweigerlich sein Asthma-Anfall, der bis in die Morgenstunden dauerte. Der Mann war starker Raucher und Fleischesser. Um in solch einem verzweifelten Fall Erfolg zu haben, war strenges und konsequentes

Vorgehen notwendig. Das Rauchen, Essen von Fleisch, Fisch, Eiern, Salz und anderen Gewürzen sowie das Trinken von Kaffee, Tee, Alkohol und künstlichen Limonaden mit Kohlensäure wurden schlagartig aufgegeben, die Injektionen vom ersten Tag an eingestellt, obwohl der Patient verzweifelt erklärte, dann nicht mehr arbeiten zu können, weil er bestimmt keine Nacht schlafen werde. Er bekam täglich drei Reibesitzbäder von je 30 Minuten Dauer mit eiskaltem Wasser verordnet. Der Erfolg war unmittelbar: Der Patient schlief gleich in der ersten Nacht durch, ohne seine jahrelangen Injektionen; er hatte nachts nie wieder einen Asthma-Anfall, anfangs nur hin und wieder am Tage einen ganz leichten Anflug, der aber mit einem sofortigen Kuhnebad im Keim erstickt wurde. Bei jeder gelegentlichen Erkältung fürchtete er zunächst noch einen Rückfall, der aber selbst in Jahren nicht eintrat. Der Patient zog später nach Venezuela, so daß ich ihn aus den Augen verlor. Ich bin aber sicher, daß er asthmafrei blieb, solange er sich an meine Vorschriften gehalten und die Kuhnebäder weiter kurweise durchgeführt hat.

Seine 22jährige Tochter litt ebenfalls seit den ersten Lebensmonaten an Asthma. Sie konnte niemals zu einer kleinen Tanzfestlichkeit oder ins Kino mitgehen, weil sie unweigerlich einen Anfall bekam. Das arme Mädchen lebte eingesperrt und freudlos zu Hause und befolgte in einem solchen trostlosen Zustand natürlich nur allzugern meine Diät- und Badevorschriften. Nach drei Wochen konnte ich sie als geheilt entlassen. Sie war überglücklich und sagte zum Abschied: »Ich bin im ›Instituto Thuringia‹ überhaupt erst geboren, denn bisher hatte ich noch nicht wirklich *gelebt*!«

Ein junges Mädchen von 23 Jahren litt jeden Monat an unerträglichen Menstruationskoliken, die ihr oft das Bewußtsein raubten und sie tagelang ans Bett fesselten. Ein Monat mit streng vegetarischer Diät und täglichen Reibesitzbädern, die auch in Zukunft beibehalten wurden, genügten, um die Koliken zu beseitigen.

Eine 28jährige Patientin hatte Menstruationsbeschwerden, Akne und ernste Depressionszustände. Während der Menstruation lag sie in derartigen Krämpfen, daß der Hausarzt sie jedesmal tagelang unter Morphium hielt. Nachher saß sie dann oft völlig teilnahmslos in einer Ecke und redete wunderliches Zeug vor sich hin, so daß Arzt und Familie bereits um ihren Verstand fürchteten. Sie war eine sehr tüchtige Sekretärin, mußte aber in dem Zustand jeden Monat mindestens eine Woche am Arbeitsplatz fehlen. Sie hielt sich zwei Monate bei mir auf und nahm außerhalb des Hauses keinerlei Nahrung zu sich. Neben vorwiegender Rohkost bekam sie täglich drei Kuhnebäder. Bereits Tage vor der nächsten Menstruation war die Patientin sehr nervös wegen der üblichen Koliken. Ich ließ sie zunächst liegen und machte ihr jeden Tag zweimal eine leichte Vibrationsmassage auf dem Rücken. Die Koliken blieben aus, und außer über etwas schlechtes Befinden war über nichts zu klagen. Ihre überaus träge Verdauung besserte sich sehr bald, die Akne wurde langsam besser, und die Depressionen legten sich vollkommen. Um des Dauererfolges sicher zu sein, hielt sich die Patientin noch einige Monate während der Menstruation im Institut auf und setzte zu Hause gewissenhaft ihre Diät und Reibesitzbäder fort. Sie ist heute verheiratet und hat gesunde Kinder.

Eine Patientin, 24 Jahre alt, konnte seit Jahren nur durch den Mund atmen und kannte dadurch keinen ruhigen und erquickenden Schlaf; sie litt unter Stockschnupfen. Die plötzliche Umstellung in der Ernährung und tägliche Reibesitzbäder lösten einen so gewaltigen Schnupfen aus, wie sie ihn im ganzen Leben noch nicht gehabt hatte, und sie war für immer von ihrem Leiden befreit. Heute wende ich in solchen Fällen natürlich meine Luffa purgans an, die mir damals noch unbekannt war.

Eine Patientin von 48 Jahren mit krebsverdächtigem Geschwür in der Scheide sollte sofort operiert werden. Ich riet ihr, zuvor wenigstens einen Monat lang streng vegetarisch und vorwiegend von Rohkost zu leben, sowie täglich drei bis vier Reibesitzbäder zu machen. Mit der Diät nahm es die sehr korpulente Frau, die zu den hoffnungslosen »Freßtypen« gehörte, nicht allzu ernst, wie mir ihre Töchter oft heimlich zuflüsterten. Und trotzdem war das Geschwür nach sechs Wochen verheilt und die Operation daher überflüssig.

Eine 59jährige Patientin mit krebsverdächtiger erbsengroßer Geschwulst am Gaumen, die unbedingt operiert werden sollte, lebte in Panama und hatte verschiedene Artikel von mir gelesen, so daß ihr mein Institut nicht unbekannt war. Da sie sehr zur Naturheilkunde neigte, wollte sie von einer Operation absolut nichts wissen und flog nach Barranquilla, um meinen Rat einzuholen. Sie wurde zweieinhalb Monate mit Dampfbädern, Bestrahlungen (Höhensonne) und Massagen behandelt, während zu Hause drei Reibesitzbäder täglich und strikte Diät das ihre taten. Nach angegebener Zeit waren alle Begleiterscheinungen, wie chronische Verstopfung, übelriechender Schweiß, krankhafte Nervosität, unruhiger Schlaf usw., behoben und die kleine Geschwulst total verschwunden. Bei jedem Besuch in Barranquilla stellt sie sich bei mir vor, damit ich feststellen kann, daß ihr Mund tadellos in Ordnung ist. Da diese Patientin ihrer Lebensweise treu blieb und auch ihre Kuhnebäder weiterhin machte, sieht sie heute, 16 Jahre später, noch unverändert gut und absolut nicht besonders gealtert aus.

Eine 64 Jahre alte Frau war seit einem Jahr mit »Parkinson«, das heißt Zitterlähmung, ans Bett gefesselt. Der Mann, der selbst Arzt war, bat mich, seine Frau täglich zu massieren, nur um ihren Tag, der ein einziges lautes Jammern und Stöhnen war, durch eine kleine Behandlung zu unterbrechen und sie etwas zu zerstreuen. Denn gegen diese »absolut unheilbare« Krankheit sei ja weiter nichts zu tun. Die Frau lag im Bett, eingepudert von oben bis unten, weil sie es vor Hautjucken und Hitze nicht aushalten konnte. Zur weiteren Kühlung lief ihrem Bett gegenüber Tag und Nacht ein großer elektrischer Fächer. Diät lebte die Patientin nach der ärztlichen Ansicht bereits seit Jahren, so daß ich zu nichts weiter beordert war als zur Massage. Über die »Diät« war ich allerdings etwas anderer Ansicht, und mit der Massage allein wollte ich es vom ersten Tage an natürlich nicht bewenden lassen! Der Fächer wurde als erstes abgestellt, der Körper nicht mehr gepudert und Fleischnahrung sowie vieles andere trotz anfänglichen Protestes ausgeschaltet. Bis ich es erreicht hatte, die Kranke zum regelmäßigen Genuß von rohen Säften und etwas Rohkost zu erziehen, dauerte es eine gute Weile, und es wurde hinter meinem Rücken immer wieder gesündigt, obwohl ich eine Zeitlang selbst mittags leckere Rohkostsalate bereitete und ihr ins Haus schickte. Hin und wieder mußte ich sogar energisch werden und die Aufgabe meiner Behandlung in Aussicht stellen, wenn meine Vorschriften nicht korrekt befolgt würden.

In zwei Monaten hatte ich erreicht, daß die Frau ihr nervenzerreißendes Gewimmer gänzlich verloren hatte, das Herz war nach der Untersuchung durch einen Spezialisten aus der eigenen Familie völlig in Ordnung, die chronische Verstopfung hatte sich trotz ihrer Bettlägerigkeit normalisiert. Die Patientin, die mit ihren bisher durch Puder verstopften Poren trotz der Tropenhitze niemals schwitzen konnte, hatte auch dieses durch regelmäßige Dampfbäder gelernt, die ich mit sehr primitiven Hilfsmitteln ausführen mußte, da die gelähmte Frau nicht ins Institut transportiert werden konnte. Das Zittern der Extremitäten hatte total aufgehört, alle Verkrampfungen lösten sich, die Kranke saß im Bett, hatte sogar zeitweise Besuch, den sie vorher niemals hatte empfangen können und wollen, nahm wieder an der allgemeinen Unterhaltung teil, zeigte neues Interesse am Leben, war imstande, zu schreiben und sogar Wäsche zu stopfen! Da ich die Reibesitzbäder in der sonst üblichen Form nicht machen lassen konnte, zerbrach ich mir den Kopf, wie ich eine ähnliche Reaktion erzielen könnte, und kam auf folgende erlösende Idee: Ich legte der Kranken jeden Tag zweimal eine Stunde lang ein feuchtkaltes Tuch, zusammengefaltet wie eine Genitalbinde, zwischen die Beine, darauf einen kleinen Eisbeutel, der die Erhaltung der Kälte für die Zeit garantierte. Diese Umschläge erreichen eine sehr gute und angenehme Abkühlung des Unterleibs – das wesentliche Merkmal des Kuhnebades –, und ich kann sie für bettlägerige Kranke, die nicht gerade an Schüttelfrost leiden, nur dringend empfehlen. Selbstverständlich muß der Patient im kalten Klima gut zugedeckt sein, dann wird diese Anwendung als Ersatz für das Reibesitzbad äußerst wohltuend empfunden. Sie kann auch drei- oder viermal am Tage wiederholt werden. Leider kannte ich zu der Zeit die Apfelessig-Therapie nach Dr. Jarvis, Vermont, noch nicht, sonst hätte ich den ganzen Heilprozeß vielleicht noch beschleunigen können.

Allmählich konzentrierte ich mich bei meiner Patientin nun auf Gehversuche. Hätte ich sie ein Jahr bei mir im Institut, fern von dem Einfluß ihrer großen Familie, behandeln können, wäre sie ohne Zweifel noch mit mir spazierengegangen! Es gab aber bei ihr zu Hause doch so viele Widerstände zu überwinden und seelischen Kummer zu ertragen, daß ich all dem nicht gewachsen war. So erreichte ich in dem einen Jahr nur, daß sie mit einem gut erdachten Gehapparat aus USA selbständig wieder in ihrem sehr großen Haus herumgehen, ihren Haushalt dirigieren und wieder wie ein Mensch unter Menschen leben konnte. Das war in ihrem Alter und unter den gegebenen Verhältnissen unerwartet viel!

Ein junges schwarzes Mädchen von 14 Jahren, schön gewachsen und hübsch, litt an Schizophrenie. Ihre Mutter, Fabrikarbeiterin, sollte einem Arzt im voraus ein Monatshonorar zahlen für eine tägliche Injektion, die das Kind »garantiert« heilen würde. Man riet ihr, mich vorher zu konsultieren. Da mir ein solcher Fall interessant, aber gänzlich neu war, sagte ich der Mutter, sie solle auch mir eine ganz geringe Summe für die Behandlung des Mädchens bezahlen, aber erst nach erfolgter Heilung, und wenn ich nicht imstande sei, sie zu heilen, würde ich für die Behandlung gar nichts nehmen. Der Zustand war folgender:

Die Patientin hatte völlig normale Tage, spürte dann aber das Nahen einer Attacke vorher durch starke Benommenheit im Kopf und eine quälende Unruhe, bis sie plötzlich hinfiel und zunächst eine Art epileptischer Krämpfe bekam, aus denen sie nach einiger Zeit aufsprang und auf jeden losging, der in ihre Nähe kam, um ihn zu beißen. Sie kannte dann auch ihre nächsten Familienangehörigen nicht mehr. Da niemand sie in diesem Zustand anzurühren wagte, lief sie dann oft lange verwirrt durch die Straßen und wurde zu einer Gefahr für jeden, der sich ihr in den Weg stellte. Wenn ein solcher Anfall abgeklungen war, lag sie völlig erschöpft, ohne Erinnerung an das Geschehene, ohne jeden Appetit mit furchtbaren Kopfschmerzen zu Bett. Die verzweifelte Mutter hatte sie in einem Kinderhospital untergebracht, wo sie mit Injektionen behandelt und nach drei Monaten als »geheilt« entlassen wurde.

Nach kurzer Zeit brachen die Anfälle mit viel größerer Heftigkeit und Häufigkeit wieder aus. Ich setzte die Kranke auf 80 Prozent Rohkost, tägliche kühle Darmklistiere, zwei wöchentliche Dampfbäder und täglich drei Reibesitzbäder von je einer halben Stunde. An den ersten Behandlungstagen bekam das Mädchen noch einige ganz leichte Anfälle, doch ohne davonzulaufen und zu beißen, aus denen sie sehr schnell wieder zu sich kam. Dann folgten 14 Tage ohne den leisesten Anfall, so daß sie mir erklärte, daß sie nun wieder zur Schule gehen wollte, weil sie sich zu Hause langweilte. Das konnte ich natürlich noch nicht zulassen, sondern überredete sie liebevoll, noch eine Weile Geduld zu haben. Als sie nach zwei Monaten immer noch keine Attacke gehabt hatte, gab ich sie frei mit der Bedingung, bei ihrer neuen Ernährung und den Kuhnebädern zu bleiben. Das ist nun 18 Jahre her: Die Frau ist geheilt, arbeitet, läßt mir gelegentlich Grüße bestellen und sagen, daß es ihr hervorragend geht.

Ein begeisterter Anhänger und Vertreter der Kuhneschen Ganzheitsbehandlung war mein lieber väterlicher verstorbener Freund Dr. Ernst Ganz. Er befaßte sich durch meine Empfehlung intensiv mit der Kuhneschen Therapie, machte trotz seines hohen Alters von 80 Jahren selbst im Winter die Reibesitzbäder und fühlte sich dadurch um Jahre verjüngt. Seitdem ließ er alle seine Patienten, die in seinem paradiesischen Heim »La Corona« in der Schweiz Entspannung und Genesung suchten, das wunderbare Reibesitzbad mit den schönsten Erfolgen machen.

Bei dieser Gelegenheit und zum Abschluß dieses wichtigen Kapitels über die Heilmethode von Louis Kuhne möchte ich noch eine kleine interessante Episode erzählen: Gerade als ich den letzten Fall von Epilepsie und Schizophrenie des 14jährigen Mädels in Behandlung hatte, besuchte mich der Chefarzt der staatlichen psychiatrischen Klinik im Innern des Landes. Er fragte mich unter anderm, ob ich einen Apparat besäße, der genau und zuverlässig die Funktion der Drüsen mit innerer Sekretion registriere, was ich aber verneinen mußte. Ich legte ihm meine Ansicht über den Wert eines solchen Apparates folgendermaßen dar: »Die Drüsen des menschlichen Körpers sind für mich wie ein philharmonisches Orchester, in welchem jedes einzelne Instrument tadellos spielen muß, um die Harmonie des Ganzen zu gewährleisten. Spielt ein einziges Instrument nicht in abgestimmtem Rhythmus mit den andern, oder ist es verstimmt, wird das ganze sonst hervorragende Orchester gestört. Genauso ist es mit meinem Drüsenorchester, das vom Herrgott auf feinste Zusammenarbeit abgestimmt ist und auf die Dauer jeden Fehler mit schweren Allgemeinstörungen des Organismus registrieren muß.

Nehmen wir nun an, der vielgepriesene diagnostische Apparat würde fehlerlos funktionieren und genau angeben, welche der vielen Drüsen ihre Pflicht nicht tut; dann würden die fehlenden Hormone zugeführt: im allgemeinen Patentmedizinen, die gewiß in Notfällen oder vorübergehend gewisse Effekte auslösen, aber eine fehlerhafte Funktion auf die Dauer *nicht* korrigieren können, wenn die allgemeine Lebensordnung nicht durch eine vernünftige Lebensweise hergestellt wird.

Auch ist es schwer möglich, eine unbedingt exakte Dosierung für den einzelnen Fall zu erreichen: Entweder bekommt der Patient *zuviel* oder *zuwenig* gespritzt, mit dem Erfolg, daß sich nach einiger Zeit unliebsame Nebenerscheinungen oder Reflexe auf andere Drüsen bemerkbar machen, die dann eine neue Medikation erfordern. Das ist aber oft ein Teufelskreis, der den Patienten kränker und nicht gesund machen kann. Und das ist bei geisteskranken Menschen absolut nicht anders als bei andern Patienten.

So etwas aber kann mir bei meinen natürlichen Maßnahmen auf keinen Fall passieren: Wenn ich keine Fremdstoffe einführe, kann ich sie nicht *falsch* dosieren, und wenn ich mir soweit wie möglich abgewöhne, mich auf künstliche Hilfsmittel zu verlassen (ich weiß selbstverständlich, daß es überall Grenzfälle gibt und kluge Handhabung von Medikamenten in vielen akuten Fällen einfach unentbehrlich sein kann und lebensrettend ist), mobilisiere ich sofort die natürlichen Abwehrkräfte des Kranken, also seinen ›inneren Arzt‹, und biete ihm mit meinen natürlichen Anwendungen die Möglichkeit zu gesunder Reaktion und Heilung.

Wenn wir zur rechten Zeit damit beginnen, lassen sich oft Wunderwirkungen erzielen, und, wie der genannte Fall beweist, sogar geisteskranke Menschen in kurzer Zeit heilen.«

Dem Arzt leuchteten meine Argumente ein, und er bot mir an, in Zukunft in seiner psychiatrischen Klinik mit ihm zusammenzuarbeiten!

Was mit vernünftiger Allgemeinbehandlung noch in dem schlimmsten Krankheitsfall, der mir je zu Ohren kam, zu machen war, möchte ich dem Leser nicht vorenthalten: Einer Patientin, 48 Jahre alt, wurde vor acht Jahren die Gallenblase entfernt – die Schmerzen wurden danach viel schlimmer. Man stellte darauf eine Geschwulst im Brustkorb fest, die das Herz quer verlagert hatte. Die Speiseröhre hatte seitdem einen Knick und das Zwerchfell angeblich einen Bruch. In drei Kliniken konnte die Kranke keine Hilfe finden. Schließlich wurde ihr wegen der immer unerträglicheren Schmerzen »ein Nerv« durchschnitten. Die Schmerzen waren weg. Aber nun kam Wassersucht hinzu. Die Ärzte überwiesen die Frau in eine andere Stadt zu einem Spezialisten, der trotz ihres völlig geschwächten Herzens noch einen chirurgischen Eingriff machen könne. Dort wurde festgestellt, daß bei der früheren Operation der »falsche Nerv« durchschnitten wurde. Mittlerweile waren die alten Schmerzen wieder in gleicher Stärke aufgetreten. Durch die falsche Operation aber schloß sich nach dem Essen der Magenmund nicht mehr, so daß Speisen und Magensäure beim Sitzen und Liegen wieder in die Speiseröhre zurückliefen. Resultat: unheilbarer Fall. Die Patientin solle im Stehen essen, dann zwei weitere Stunden während des Verdauungsprozesses stehen oder gehen, aber keinesfalls sitzen oder liegen. Das machte die arme Frau schon jahrelang. Dann las sie durch Zufall mein Buch und konsultierte mich schriftlich. Sie hatte sich bereits nach meinen Diätvorschriften gerichtet und daraufhin 18 Pfund abgenommen. Nun gab ich ihr – ich muß gestehen, nach dieser erschreckenden Krankheitsgeschichte eigentlich ohne Hoffnung, der Kranken noch helfen zu können – nach bestem Wissen ausführliche Ratschläge: Diät, ableitende Bäder, Kuhnebäder vor allem. Nach Monaten kam eine Karte; sie schrieb überglücklich: »Mein Wasser ist fast ganz weg, das Körpergewicht [nach starker Korpulenz] sehr heruntergegangen. So *wohl* habe ich mich lange nicht gefühlt!« Ich warte nun auf ausführlichere Nachricht. Was wäre wohl geworden, wenn diese Kranke mich vor acht Jahren *vor* ihrer Gallenoperation konsultiert hätte? Mir tut das Herz weh!

Dies schrieb ich vor einigen Monaten und kann nach dem letzten ausführlichen Brief dieser »Fernpatientin« noch Erfreuliches hinzufügen. Frau W. hatte sich aus lauter Übermut über ihr gutes Befinden überarbeitet, mußte aber außerdem einer kleinen Geschwulst am Halse wegen ins Krankenhaus und wurde dort vom gleichen Professor operiert, der sie von früher kannte. Er kannte seine Patientin kaum wieder, denn ihre Wassersucht war inzwischen *total* verschwunden und ihr Körpergewicht dementsprechend zurückgegangen. Er erfuhr zu seinem größten Erstaunen, daß seine Patientin ihre sämtlichen Medikamente in den Mülleimer geworfen hätte und nur nach meinen Vorschriften so gesund geworden wäre, wie das keiner der vielen Ärzte, die sie in den vergangenen acht Jahren als »unheilbar« aufgegeben hatten, für möglich gehalten hätte. Doch das wollte ihr der Arzt nicht glauben, worauf die energische Patientin meinen ellenlangen Brief mit naturgemäßen Anordnungen für Diät, Wasserbehandlungen usw. aus der Tasche zog und sagte: »Lesen sie mal den Brief von Anita Backhaus – nur damit bin ich so viele meiner furchtbaren Beschwerden losgeworden!« Stille ... Was der Arzt gedacht hat, ahne ich nicht, wüßte es aber gern! Die Patientin bekam nun bei ihrem kurzen Krankenhausaufenthalt die übliche Ernährung, die sie aber strikt ablehnte. Sie wollte rohe Säfte und kein Fleisch oder sonstiges schweres Essen. Das Entsetzen war groß, und da man ihr zunächst keine »Extradiät« gewähren wollte, wies sie jedes Essen zurück. Mit dem Erfolg, daß man ihr schließlich gab, was sie wollte!

Sie schrieb: »Ich weiß natürlich, daß ich nie mehr ganz gesund werden kann, denn der Nerv ist nun mal durchtrennt und der Magenmund schließt nicht mehr. Bisher brauchte ich beim Schlafen sechs Kopfkissen; seit ich Rohkost esse, nur noch vier; jetzt

167

esse ich um 5 Uhr nachmittags zum letztenmal und ganz wenig, damit hoffe ich, bald nur noch zwei Kopfkissen nötig zu haben. Die Erleichterung, die Sie, liebe Frau Backhaus, mir gegeben haben und die ich sonst nirgends gefunden habe, ist für mich ein Geschenk des Himmels.«

So könnte ich das Aufzählen von Behandlungen mit den wirksamen Bädern des für mich unsterblichen Louis Kuhne noch lange fortsetzen. Diese Fälle aber mögen genügen, um viele Kranke zu ermuntern, sich dieser einfachen und unendlich wirksamen Mittel zur Erlangung neuer Gesundheit zu bedienen!

Ich bin so durchdrungen von der Richtigkeit der Kuhneschen Erkenntnis und der Wirksamkeit seiner Therapie, daß ich nie aufhören werde, meinen Patienten diese Behandlungsweise zu verordnen und dafür zu sorgen, daß dieser große Naturheilkundige nicht vergessen wird. Mein Mann sagte kürzlich scherzhaft: »Kuhne ist gar nicht tot – er lebt in dir weiter!« Und ich glaube, er hat damit nicht unrecht!

So kann ich nur wünschen, daß mein Buch auch in dieser neuen Fassung seinen Weg durch die Länder der ganzen Welt nehmen möge wie die erste und zweite Auflage, Louis Kuhne zum Dank und Tausenden von Kranken zum Segen!

Der Geist als Heilfaktor

Dies Kapitel steht wieder wie in den ersten Auflagen als letzte Betrachtung am Ende des Buches, obwohl ich mich am *Anfang* jedes neuen Tages unter den Segen Gottes stelle in dem Bewußtsein und Vertrauen, daß nur Sein Geist mir immer neu die Kraft zum Heilen als Gnade zuteil werden läßt. So ist Anfang und Ende in Seine Hand gelegt, und nur dadurch kann meine Arbeit gelingen, auch wenn das rein Körperliche im Vordergrund zu stehen scheint, das unausgesprochen weit hineinragt in geistig-seelische Dinge, ohne die wahre Heilung unmöglich wäre.

Wir leben in einem Zeitalter des Materialismus und der in rasendem Tempo zunehmenden Technisierung, in einem gewaltigen Umbruch auf allen Gebieten und in oft beängstigenden Extremen vom Atheismus bis zur tiefsten gläubigen Sehnsucht nach geistiger Vertiefung, nach höchsten Dingen, die uns aus der ewigen Unruhe dieses seltsamen Lebens befreien sollen.

Wir sind auf diesem Erdenplan nicht nur Körper noch allein Geist oder Seele, sondern eine Einheit von allen dreien. Wir müssen Sorge tragen, daß zwischen diesen Harmonie herrscht, die allein den geordneten Ablauf unserer Körperfunktionen, aber ebenso das unsichtbare geistig-seelische Leben in uns garantiert, bis wir vom Schöpfer des Alls, von unserer irdischen Hülle losgelöst und befreit, zu der großen Reise auf höhere Lebensstufen mit andersartigen Gesetzen berufen werden.

Im normalen Ablauf unseres Lebens verschiebt sich ganz von selbst unsere Einstellung vom vorwiegend Körperlichen zum Geistig-Seelischen, aber auch das hängt letzten Endes von unserer körperlichen Lebensweise ab.

Aus diesem Grunde habe ich alle die großen Probleme unserer Gesunderhaltung für den praktischen Hausgebrauch wissentlich vom Körperlichen aus beleuchtet, um *jedem* Leser Gutes und Nützliches zu bringen.

Es gibt Kranke – wie viele bedeutende Heiler es tausendfach erlebt und bewiesen haben –, die rein vom »Geistigen« aus zu heilen sind. Bei andern dagegen genügt eine weise Führung über anscheinend unbedeutende Änderungen in ihrer Lebensweise, um zu neuer Gesundheit und damit Lebensfreude zu gelangen. Immer aber wirkt allmählich jede Behandlung über unser Nervensystem auf Körper und Geist und führt uns zu einer Harmonie, die wir ein Leben lang ersehnen und doch nur so selten und nie vollkommen erreichen können.

Das Körperliche ist und bleibt die Basis unseres Erdenlebens. Der Körper wurde von Gott erschaffen und wird auch in seinen Tausenden von geheimen Funktionen von Seinem Geist, dessen jeder von uns einen Funken in sich trägt, erhalten.

Daß wir durch unmäßige und unvernünftige Lebensweise nur allzuoft die Verbindung mit dem Unendlichen verlieren können, wird jeder scharfe Beobachter seiner selbst und seiner Mitmenschen täglich feststellen können. Hat zum Beispiel ein Mensch einen Schlaganfall, setzen gewöhnlich nicht nur gewisse körperliche Funktionen aus, sondern es lassen, wie auch oft bei andern chronischen Krankheiten, gleichzeitig die geistigen nach.

Mens sana in corpore sano! Das eine ist in unerbittlicher Gesetzmäßigkeit mit dem andern verknüpft.

Leben wir aber nach den Gesetzen Gottes und der Natur, wie es uns die Naturheilkunde lehrt, so erleben wir immer wieder das große Wunder der Heilung, selbst von angeblich „unheilbaren« Krankheiten – einerlei, ob sie sich mehr auf körperlichem oder geistigem Gebiet äußern.

Wie sehr aber eine naturgemäße Lebensweise, für deren Zweck und Ziel ich versuche, den Sinn meines Lesers zu wecken oder zu stärken, imstande ist, nicht nur den Körper weitgehendst zu regenerieren, sondern im Laufe der Zeit die ganze Einstellung Gott, Welt und Menschen gegenüber zu wandeln, das habe ich an mir selbst erleben dürfen!

Ich behaupte nicht, daß andere Menschen nicht auch auf andere Weise höchste Ziele erreichen können. Aber wer ein einfaches und natürliches Leben führt, wer anstatt denaturierter Nahrung dem »Tempel seiner Seele« das aus Gottes Natur bietet, was aus dem Kosmos und dem alles erhaltenden Licht der Sonne Lebenskraft und -freude für uns gespeichert hat, der wird bald von neuen ungekannten Strömen des Alls durchdrungen.

Der lernt von der zunächst rein körperlichen, materialistischen Betrachtung aus auch sehr bald das Geistige in seiner neuen Lebensweise zu erschauen. Darüber mag jeder Zweifler spotten oder lächeln – das sind Dinge, die sich allerdings nicht wissenschaftlich prüfen, messen und beweisen lassen. Das muß einfach mit Glauben und Vertrauen *erlebt* werden!

Solche Menschen aber strahlen ohne Fanatismus, ohne laute Propaganda ein Licht aus, das bestimmt ist, andern voranzuleuchten. Sie können zu wahren Helfern der Menschheit werden: als Priester, als Arzt, als Lehrer. Durchdrungen von der Wahrheit, die letzten Endes immer nur aus dem Einen kommt und immer in dem Einen, Ewigen mündet und uns zu der »Harmonie mit dem Unendlichen« führt.

So bin ich davon überzeugt, daß die Behandlung des Körpers mit der des Geistes in der Hand des gottesfürchtigen, liebevollen Arztes im Sinne des Paracelsus eine wahrhaft priesterliche Berufung ist. Durch sie wird er als göttliches Werkzeug seine ihm vertrauenden Patienten der ersehnten körperlichen Gesundung und geistigen Vollkommenheit entgegenführen helfen.

Dazu gebe Gott allen wahren Heilern seinen Segen!

Natürliche Behandlung verschiedener Krankheiten

Wir wollen uns zunächst noch einmal kurz klar werden, worauf es bei der naturgemäßen Heilmethode ankommt. Wenn wir uns nach dem bisherigen Studium dieses Buches ganz von Louis Kuhnes Auffassung überzeugt haben, daß es nicht das Wichtigste ist, wo im Körper sich die Krankheit äußert, sondern wo ihre einzige und wahre Ursache zu suchen ist, dann wird es den Leser nicht mehr wundern, wenn sich für die ganze Gruppe der Infektionskrankheiten grundlegende Maßnahmen immer wiederholen, die den Zweck haben, angesammelte Fremdstoffe in unserm Körper – ganz einerlei, wo sie sich festgesetzt haben – zu mobilisieren und den Ausscheidungsorganen zuzuführen. Damit aber werden alle gestörten Funktionen des Körpers wieder normalisiert und der Gesundheitszustand erneut hergestellt.

Vernünftige Menschen haben nicht die panische Angst vor jedem Kranksein – wie die, die selbst bei harmlosen Krankheiten immer gleich mit einem Bein vor der Krankenkasse und mit dem andern in der Apotheke stehen –, sondern sehen in der Krankheit den dahinterstehenden Willen des Organismus zur Gesundheit. Wer die Krankheit vernünftig zu überwinden weiß, ist dann auch wirklich nachher gesünder! Das bestätigte mir kürzlich sogar eine Patientin, die auf die 70 losmarschiert. Sie hatte aus »unerklärlichen« Gründen plötzlich einen unheimlich großen Karbunkel, der sich bis auf den Knochen des Oberschenkels herunterfraß. Sie selbst redete sich einen Insektenstich ein, den ich ihr aber von Anfang an nicht glaubte. Sie hatte in jeder Hinsicht so unvernünftig gelebt, daß einfach mal irgend etwas passieren mußte, und sie gab auch zu, daß sie sich schon eine ganze Zeit vor dem Aufbrechen dieses Karbunkels matt und elend gefühlt hatte. Auf den dringenden Rat guter Freunde – die Kranke stand ganz allein –

begab sie sich nun sofort in allopathische Behandlung mit vielen Antibiotika-Spritzen und -Pillen, zumal sie sich selbst auch niemals für Naturheilkunde interessiert hatte. Als es mir dann möglich war, ihr einmal in Ruhe ihre fehlerhafte Lebensweise vor Augen zu führen und ihr die eigentlich hervorragende Widerstandskraft ihres Körpers zu erklären, kam sie aus dem Staunen gar nicht heraus. Ich sagte ihr, sie solle nicht »böse« auf die »feindliche« Krankheit sein, denn die sei eigentlich in ihrem violenten und ganz offenen Aufbruch nach außen viel eher ein Freund, der ihr nur helfen wolle. Dafür müsse sie dankbar sein, denn es sei wahrscheinlich ihre Rettung gewesen, daß die Krankheit sich nach außen Luft gemacht hätte und nicht nach innen geschlagen wäre. Worauf sie erwiderte, sie sei nun ganz glücklich, daß sie das ganze Geschehen in einem völlig andern Licht sehen könne, und sie müsse auch ehrlich gestehen, daß trotz der großen Wunde mit ihrem natürlich sehr unangenehmen Eiterausbruch und der langsamen Heilung von innen heraus ihr Allgemeinzustand schlagartig viel besser geworden sei.

Solche Dinge muß man also einmal logisch und vernünftig durchdenken, und es fällt einem wie Schuppen von den Augen!

Doch nun zur Allgemeinbehandlung der großen Gruppe der Infektionskrankheiten, deren präzise Diagnose oft einige Tage vor dem eigentlichen Ausbruch noch gar nicht möglich ist. Als erstes ist bei den ersten Anzeichen – namentlich bei Fieber – die Nahrungsaufnahme sofort zu stoppen, der Darm gründlich zu entleeren (die einzige Ausnahme bilden dabei bekannterweise starke Leibschmerzen, die etwa auf Blinddarmentzündung schließen lassen könnten), und zwar durch ein Abführmittel, wie Rizinusöl oder Glaubersalz. Ein gleichzeitiger Darmeinlauf schafft schnelle Erleichterung. Bei Fieber gebe man Säfte mit Wasser vermischt oder Wasser allein gegen den Durst, eventuell auch etwas Honigwasser zur Stärkung des Herzens. Wenn der Patient aufstehen kann, sind ansteigende Teilbäder (Arm-, Bein- oder Sitzbad) das Beste, um den Körper so bald wie möglich zum Schwitzen zu bringen. Danach den Kranken in ein trockenes Bettuch einwikkeln (Dreiviertelpackung, das heißt unter den Armen anfangen bis zu den Füßen) zum Nachschwitzen. Eventuell ein paar Wärmflaschen daneben legen, wenn das Schwitzen Schwierigkeiten macht. Auch heiße Limonade unterstützt diese Heilmaßnahme. In den nächsten Tagen können dann bereits kurze kühle oder lauwarme Abwaschungen gemacht werden und kalte Teilwickel (Waden- oder Leibwickel). Und möglichst – je nach Befinden – schon täglich ein kühles bis kaltes Kuhnesches Reibesitzbad oder kurzes Rumpfreibebad genau nach Vorschrift. Solche Wasseranwendungen sind von ungeheurer Wichtigkeit und ersetzen 90 Prozent aller Drogenbehandlungen!

Der Mund soll mehrmals täglich mit Zitronenwasser oder Fruchtessigwasser, Salzwasser, erfrischendem Kräutertee oder Heilerde kühl gespült werden. Gute Luft ohne Zug im Zimmer. Bei ansteckenden Kinderkrankheiten müssen natürlich die Vorschriften des Gesundheitsamtes beachtet werden.

Alle angeführten Maßnahmen unterstützten in *jedem Fall* eine baldige klare Diagnose und erleichtern, die ersten kritischen Tage der Krankheit gut und leichter zu überstehen.

Bei allen chronischen Krankheiten ist es wichtig, angestaute, bereits verhärtete Fremdstoffe – wo sie sich auch festgesetzt haben mögen – durch Wärme- und Kältetherapie zur Auflösung zu bringen und zur Ausscheidung zu bewegen. Dabei richtet man sich am besten nach dem Bedürfnis des Kranken nach Überwärmung oder Kälte, das jeweils von der Jahreszeit beeinflußt werden kann. Es ist natürlich unmöglich, im Rahmen dieses Buches alle vorkommenden Krankheiten einzeln aufzuführen. Mir liegt nur daran, dem Leser praktische Ratschläge für unterstützende Maßnahmen eines natürlichen Heilprozesses an die Hand zu geben, mit denen er sich von der kränker machenden Sucht nach Medikamenten befreien kann. Da stehen im Vordergrund:

1. mäßiges Essen (mit allen bereits erteilten Ratschlägen für eine entlastende Diät ohne Reizmittel jeder Art),
2. Bewegung in freier Luft, soweit wie irgend möglich,
3. Wechselbäder aller Art und vor allem die ableitenden Kuhnebäder.

Wer danach lebt, gewinnt neues Vertrauen zu seinem »inneren Arzt« und macht sich frei von allen möglichen »Krücken«, die er oft noch gar nicht braucht! Natürlich soll jeder Kranke Hilfe bei dem Arzt seines Vertrauens finden, aber wenn alle Ärzte neben der symptomatischen und leider oft nur zeitweisen Bekämpfung der Krankheit gleichzeitig den Weg zur Gesunderhaltung weisen würden, so wäre es besser um die Menschheit bestellt! Und sehr viel öffentliche Gelder, die heute in wachsendem Maße für Krankenhäuser und Fachkliniken aufgebracht werden müssen, würden in positiverer Weise verwandt werden können. Im letzten Jahr sah ich in einem Kurort reihenweise Fachkliniken für Krankheiten der Atemwege – chronische Bronchitis und Asthma. Da gab es Kranke, die Jahr für Jahr wiederkommen mußten (oder wollten?), weil es angeblich unmöglich war, ihnen das Rauchen abzugewöhnen, das sie eben schon früh um 6 Uhr auf der Straße taten, weil es in den Zimmern verboten war; die um 10 Uhr bereits im nächsten Lokal an einer Hauptstraße mit viel Autoverkehr beim Schoppen Bier saßen und bei denen von richtiger Diät sicher erst recht nicht die Rede war. Selbst in privaten Fachkliniken konnte ich die unsinnige Menge und Qualität der verschriebenen Diäten beobachten! Im nächsten Jahr sind die meisten solcher Patienten längst wieder »reif« für einen neuen Aufenthalt in der Fachklinik und bleiben »Dauerkunden«. Wohin sollen wir dabei kommen?

Nach dieser kurzen Allgemeinbetrachtung lasse ich alphabetisch eine Reihe von wichtigen Krankheiten folgen mit Angaben, wie ihre Heilung zu Hause unterstützt werden kann.

Akne: zweimal täglich ein kaltes Bleibeklistier für den Darm, das erste morgens gleich nach dem Aufstehen, das zweite abends vor dem Essen. Die Reinhaltung des Darmes ist eine wichtige Vorbedingung für den Erfolg der Behandlung. Zwei- bis dreimal die Woche ein Kopfdampfbad mit Kamille, Zinnkraut oder andern Kräuterabkochungen. Unter einem großen Handtuch über Kopf und Schultern 20 Minuten schwitzen, dann kalt abspülen. Maske mit *Luvos-Heilerde Ultra* auftragen oder

Neydhartinger Moor-Gesichtsmaske (die Heilerde mit ganz wenig Wasser anrühren, die Moorsalbe nur auf die angefeuchtete Haut streichen). Die Maske soll mindestens eine Stunde auf die Haut einwirken, dann erst das Gesicht heiß und nachher kalt abwaschen. Anschließend nachts Mandelöl oder *Weleda Hautöl* einreiben, eventuell auch warmes Rizinisuöl, das mit der Zeit alle Hautflecken beseitigt. Keine Sorge wegen schlechtem Geruch, das Öl trocknet bei richtigem Einreiben sehr schnell ein.

Allergien (ein beliebtes Wort für alle Krankheiten, die sich auf den ersten Blick nicht klar definieren lassen!): Als Diät im allgemeinen wird eine salzlose, vegetarische Ernährung mit etwa 80 Prozent Rohkost bis zur Besserung streng durchgeführt. Je nach Bekömmlichkeit kann auch Yoghurt mit Honig und gemahlenem Leinsamen eingenommen werden. Weglassen: Alkohol, Nikotin, Kaffee, Tee, Kakao, weißen Zucker, weißes Mehl in jeder Form, alle Süßigkeiten. Statt Zucker Honig. 20 Tage nüchtern einen gestrichenen Teelöffel Glaubersalz in einem Glas warmem Wasser schluckweise trinken und 15 Minuten auf die rechte Seite legen. Täglich einen Darmeinlauf oder bei sonst ausreichender Verdauung zweimal täglich ein kaltes Bleibeklistier. Trockenbürsten des Körpers, um die Hauttätigkeit anzuregen. Wechselteilbäder, auch im Sommer des öfteren kurze kalte Arm- und Beinbäder von 20 bis 30 Sekunden Dauer. Nachts einen kalten Leibwickel. Morgens Abreibung mit reinem Fruchtessig (fünfprozentig aus dem Reformhaus oder dem Naturkostladen), mit etwas Wasser verdünnt, die namentlich bei Nesselsucht den Juckreiz lindert. Bei chronischen Erkältungen mit Schnupfen und verstopfter Nase am frühen Morgen hilft oft Luffa purgans sofort.

Ananassaft, frisch ausgepreßt (besonders in tropischen Ländern gut durchzuführen), heilt Bronchitis, Rheumatismus, stärkt die Nerven und das Gedächtnis. Außerdem treibt er Darmparasiten ab, selbst die gefürchteten und hartnäckigen Hakenwürmer.

Angina oder auch **Halsentzündung** im allgemeinen: Sechsmal täglich mit verdünntem Apfel- oder auch anderm Fruchtessig gurgeln. Saftfasten. Täglich Darmeinlauf und ansteigendes Fuß- oder Beinbad. Sehr angenehm ist das Andampfen des Unterleibes, wie an anderer Stelle ausführlich erklärt, und eine kühle Abwaschung nach gründlichem Schwitzen oder auch eine Schwitzpackung im Bett. Täglich möglichst zwei Kuhnesche Reibesitzbäder von 30 Minuten Dauer. Schwitzkuren je nach dem Kräftezustand des Patienten nur zwei- bis dreimal die Woche. Nachts Hals- und Leibwickel mit kaltem Essigwasser. Nach Abklingen der Krankheit noch einige Zeit bei vegetarischer Ernährung und Rohkost bleiben.

Appetitmangel: Kinder und Erwachsene zunächst fasten lassen, eventuell mal ganz oder mit nur verdünnten Säften. Kein Essen erzwingen – der natürliche Hunger setzt nach dem Abbau von schädlichen Stoffen oder nach dem Ausbruch einer versteckten Krankheit allmählich ganz von selbst wieder ein. (Darm mit täglichen Bleibeklistieren sauberhalten!) Bei erneutem Essen, auch bei Nichtvegetariern, zunächst Fleisch, Fisch, Eier, Zucker, Weißmehl vermeiden. Geringe Nahrungsmengen gut kauen und Auswahl nach Appetit. In jedem Fall ist Rohkost die beste Heilkost, die je nach der Schwere des Falles durch Kochkost ergänzt werden kann. Eventuelle Höhensonnenbestrahlungen zur Hebung des allgemeinen Kräftezustandes, wenn sich keine günstige Gelegenheit zu Sonnebädern bietet.
Ein Aufguß von Zimt ist appetitanregend und außerdem gut für die Verdauung und die Atmungsorgane.

Arthritis: meistens an Händen, Füßen, Knien. Dünne, blasse, glänzende, leblose Haut. Langdauernde Rohkostkuren, Sonnen- oder Höhensonnenbestrahlung (zwei, drei, vier, fünf, sechs Minuten, alle zwei Tage steigern und dabei dann für lange Zeit bleiben). Wechselduschen, Trockenbürsten der Haut, infrarote Bestrahlungen, Reibesitzbäder, Schwitzbäder. Bei Schmerzen auch nachts kühle Essig- oder Lehmumschläge. Täglich viermal einen Teelöffel Apfelessig in einem Glas Wasser eingenommen lindert die Schmerzen oft überraschend schnell. Mandeln und Zähne sollten als mögliche Infektionsherde gut untersucht werden. Sehr vorsichtige Bewegungstherapie ist nach der Beruhigung der ersten Schmerzen sehr wertvoll.

Da die Arthritis anfangs noch nicht überall die Gelenke deformiert, sondern meistens als Warnungszeichen erst die Extremitäten, das heißt Hände und Füße, können zu Hause gut noch ansteigende Bäder für diese gemacht werden, und zwar mit einem starken Zusatz von Epsomsalz eine ganze Stunde lang, auch Sitzbäder und Halbbäder in der Wanne, die gerade eben bis zum Bauchnabel reichen und als Badekur nicht besonders anstrengend sind. Wer die Energie aufbringt, drei Monate lang nur Rohkost zu essen, und sich erlauben kann, eine Badekur zu machen, wer gleichzeitig das verschiedentlich erwähnte Andampfen des Unterleibes mit in diese Behandlung einbezieht, wird erleben, daß die traurige Prognose bei der Arthritis keineswegs zu lauten braucht: »Man kann zwar lindern, aber nicht heilen.« Wie eine multiple Sklerose, die, zur rechten Zeit ernstlich in Angriff genommen, nicht unbedingt zu den unheilbaren Krankheiten gehören muß, oder ein erster Schlaganfall mit halbseitiger Lähmung, die ein guter Freund im Alter von etwa 60 Jahren mit bewundernswürdiger Ausdauer überstand und überwand, und nicht mit tausend Drogen, sondern mit Fasten, Diät, völliger Ruhe, Übungen und immer wieder Übungen, bis er es wieder geschafft hatte, als Mensch unter Menschen mit vollster Bewegungsfreiheit, sprechend, denkend und planend weiterzuleben. Vor ihm stand ich voller Bewunderung still und erlebte das große Wunder und die Erfüllung des so einfachen Christuswortes: »Gehe hin und sündige hinfort nicht mehr.«

Es ist eben doch der Geist, der unsern Körper baut, das ist nicht unser Verdienst, sondern die *Gnade* Gottes, die wir erfahren dürfen, wenn wir den Mut haben, danach zu leben. Ich las in dem Prospekt eines österreichischen Arztes, daß Ichthyol, sowohl in Form von Lebertransalbe-Einreibungen als auch in Form von Bädern sehr erfolgreich sein soll, allerdings

178

mit der Einschränkung, daß auch diese Behandlung wohl lindern, aber nicht garantiert heilen könne. Ich schließe aber meine Ratschläge für diese Krankheit mit dem Hinweis, täglich ein Glas rohen Möhren- oder Selleriesaft zu trinken und drei Gläser Bohnenwasser von grünen Bohnen, die man pro Pfund in einem Liter Wasser bis auf einen halben Liter Flüssigkeit einkochen läßt. Das viele Trinken ist unendlich wichtig. Zwiebel- und Zitronensaft gemischt, das hilft, eingerieben auf die erkrankten Gelenke, gut. Knoblauch, zerrieben auf ein Tuch als Umschlag, zieht in zwei bis zwölf Stunden Blasen, die verhärtete Harnsäure- oder Kalkansammlungen wunderbar lösen und über die Haut dem Körper entziehen.

Asthma: so oft wie möglich und so lange wie angenehm Reibesitzbäder. Weglassen von jeder Reizkost, scharfen Gewürzen, pikanten Konserven, Kaffee, Tee, Alkohol, Nikotin, gebratenem Fett. Statt dessen vegetarische Diät mit reichlich Rohkost. Abends möglichst wenig und frühzeitig essen. Morgens und abends ein kaltes Bleibeklistier. Vor dem Schlafengehen nochmals ein Kuhnebad.

Augenentzündung: Ein linsengroßes Stückchen Alaun in einem halben Liter Wasser auflösen und je nach Bedarf alle ein, zwei, drei Stunden mit der Lösung die Augen baden. Ebenfalls tun Umschläge mit Zinnkrautabkochung kühl gute Dienste sowie täglich mehrmals ein Tropfen Rizinusöl in die Augen.

Augentränen: Einen Teelöffel Honig in einer Tasse Wasser fünf Minuten kochen, davon mehrmals täglich mit einem Tropfglas (Pipette) an den Augenecken eintropfen.

Autointoxikation: Kopfschmerzen, Schwindel, Verstopfung oder auch Durchfall, Übelkeit, Blähungen usw. Ein sehr gutes Hilfsmittel haben wir für eine natürliche Sanierung der Dickdarmbakterienflora und anschließend der des Dünndarmes in *Symbioflor I* und *Symbioflor II*, solange nicht irgendwelche anderen Drogen eingenommen werden. Vor jeder Mahlzeit eine Tasse gekochten Leinsamenschleim, eventuell auch mit dem fein geschroteten Leinsamen drin. Außerdem rohe Säfte, später Rohkost, Yoghurt unter Weglassen von Fleisch, Fisch, Eiern und allen blähenden Speisen sowie scharfen Gewürzen. Jeden zweiten Tag ein ansteigendes Sitz- oder Beinbad.

Bandwurm: Am ersten Tag erfolgt ein Darmeinlauf zur gründlichen Entleerung. Den ganzen Tag nur Rohkost – am besten geriebene Mohrrüben. Abends zwei Eßlöffel Rizinusöl oder abführenden Tee. Zweiter Tag: Drei- bis viermal je ein viertel Pfund rohes Sauerkraut sehr langsam essen und gut kauen. Bei Stuhldrang auf ein Nachtgeschirr oder einen Eimer mit heißem Wasser setzen, dessen Dampf den Abgang des Wurmes erleichtert. Aufpassen, ob der Kopf mit abgeht. Diese Kur hat den großen Vorteil, daß sie im Notfall des öfteren wiederholt werden kann, wenn beim erstenmal nicht der ganze Wurm abgeht. Dagegen sind wiederholte Wurmfarnkuren toxisch. Eine Rohkostkur mit Obst, Meerrettich, rohen Zwiebeln, Kokosnuß usw. ist dem Bandwurm ebenfalls unsympathisch.
Zweite Kur: Fünf bis acht Gramm Zitronenschale von ungespritzten Früchten reiben und mit rohen geriebenen Möhren mischen. Diese, nüchtern gegessen, treiben den Bandwurm ab. Im übrigen am gleichen Tage die Sauerkrautkur anschließen.

Bettnässen: Ab 5 Uhr nachmittags nicht mehr trinken. Abends zwei Teelöffel Honig, der die Nerven beruhigt und das Wasser im Körper zurückhält.

Blinddarm- oder auch **Magen-** oder **Leibschmerzen, Gallenattacken** und **Kolitis:** Sofort ein Flanelltuch mit warmem Rizinusüöl und eine Wärmflasche auflegen, solange die Schmerzen dauern oder bis ein Arzt zur Stelle ist. Eine 88jährige Frau mit Darmverschluß, die nicht mehr operiert werden konnte, stand nach drei Tagen dauernder heißer Rizinusöl-Umschläge ohne Schmerzen wieder auf, und der Darm funktionierte normal.

Blutarmut: dreimal täglich ein Schnapsgläschen voll Rote-Bete-Most. Das Blutbild bessert sich meistens sehr schnell. Oder auch eine Kur mit Seewasser, das 97 Spurenelemente enthält: zwei Eßlöffel Seewasser mit dem Saft einer mittleren Zitrone, mit etwas Wasser verdünnt, vor den beiden Hauptmahlzeiten einnehmen. Es gibt auch schwere Fälle, wo rohe Leber gemahlen sehr schnell wirkt.

Blutstillendes Mittel auf Schnittwunden: Sofort das betreffende Glied hochlegen, soweit das möglich ist, und gemahlenen schwarzen Kaffee roh auf die Wunde streuen. Die Blutung wird in kurzer Zeit völlig gestillt.

Brandwunden leichter Art: sofort Honig darauf oder in den Tropen rohen geraspelten Rohrzucker (panela), dadurch wird Blasenbildung verhindert und die Heilung gefördert.

Brechdurchfall, in den Tropen die gefürchtete Gastroenteritis (Magen-Darm-Entzündung), die jedes Jahr in der heißesten Zeit Hunderte von Opfern fordert, sowie ganz allgemein bei Ernährungsstörungen bei Säuglingen und Kleinkindern: Sofort jede Nahrung stoppen, einen Tag lang nur reichlich Kräutertee – Fenchel, Pfefferminze, Kamille –, immer gemischt mit durchgesiebtem Leinsamenschleim, und warme Rizinusaufschläge auf den Leib, bis der Durchfall und das Erbrechen nachlassen. Kleinkinder können sehr bald den gemahlenen Leinsamen auch trinken, ohne daß er durchgesiebt wird, weil er sehr ölhaltig und ein wertvolles Nahrungsmittel ist. Auch in diesen Fällen hat sich Heilerde mit Essig, ganz wenig Honig und Medizinalkohle (Merck) ausgezeichnet bewährt. Kühle Darmklistiere mit Bolus alba unterstützen die beruhigende Wirkung.

Diabetes: Wo es »süße Kartoffeln« (batatas) gibt, soll man diese roh reiben, einen Tag stehenlassen und täglich als Rohkost mitessen. Sauerkraut setzt in kurzer Zeit den Zuckergehalt in Blut und Urin herab, auch andere Rohkost von nicht ausgesprochen zuckerhaltigen Gemüsearten. Ein Eßlöffel geriebene Mandeln dazu ist eine ideale tägliche Zukost, um den Cholesterinspiegel niedrigzuhalten. Häufiges Trinken des Kochwassers von Auberginen und Petersilie ist sehr zu empfehlen. Im Rohkostsalat sollte nach Möglichkeit die Brunnenkresse nicht fehlen, die Leber und Nieren reinigt und die Blasentätigkeit fördert. Darum ist sie auch für Rheuma und Gicht sehr wichtig.

Diphterie oder **Halsentzündung:** Gleich zu Anfang mit dem verdünnten Urin des Kranken gurgeln lassen (bitte nicht entsetzen!), der am zweiten Tag nach Beginn der Krankheit *alle* Abwehrstoffe enthält. Ich habe dieses Rezept von einem weltberühmten Schweizer Arzt und habe selbst damit sehr gute Erfahrungen gemacht. Auch können kleine Gaben Urin in Wasser getrunken werden und wirken oft unmittelbar. Ein zwölfjähriger Junge wurde vor vielen Jahren so gerettet, nachdem der Arzt ihn als hoffnungslos aufgegeben hatte. Fasten, kühle Säfte trinken. Kalte Hals- und Wadenwickel. Kuhnesche Reibesitzbäder, sooft wie möglich angewandt, sind sehr wirksam.
Ein weiteres Mittel gegen Diphterie ist, den Hals mit reinem Petroleum auszupinseln (bewährte Marke: *Oleum Petrae Erg. B 6*). Das ist ein uraltes Hausmittel und verdient, es zu bleiben. Es ist auch bei Mandelentzündung sehr wirksam. Als ich auf meiner letzten Europareise um dieses Petroleum bat, sah mich der alte Besitzer der Apotheke sehr interessiert an und fragte ungläubig: »*Was* möchten Sie haben?« »Petroleum.« »Das habe ich wahrhaftig seit 40 Jahren nicht mehr gehört. Früher wurde es aber viel benutzt, denn es ist ein hervorragendes Heilmittel bei vielen Beschwerden!« Dasselbe bestätigte ein alter Freund, der mir die wunderbarsten Heilgeschichten aus Brasilien erzählte, die er einer alten schwarzen Frau im Urwald abgelauscht hatte.
Außer dem Bepinseln mit Petroleum sollte bei Halsentzündungen oder Diphterieverdacht mit Kuhnebäder behandelt werden. Ich habe in meiner eigenen Praxis sehr zuverlässige Erfahrungen damit gemacht. Dr. Jarvis (Vermont) empfiehlt häufiges

Gurgeln mit Apfelessig (einen Teelöffel voll auf ein halbes Glas Wasser). Nachdem Mund und Hals sorgfältig ausgespült sind, soll das letzte bißchen runtergeschluckt werden, um die tieferliegenden Gewebe des Rachens zu desinfizieren.

Es gibt also eine reiche Auswahl von wirksamen Hausmitteln zur Bekämpfung dieser Krankheiten.

Durchfall: In schweren Fällen jede Nahrung stoppen, nur Leinsamenschleim, der auch mit abgekochtem Reisschleim vermischt werden kann. Ohne Zucker oder Salz. Mehrmals täglich kleine warme Kamilleneinläufe. Es kann auch zunächst ganz gefastet werden mit nur Kräutertee. Nach der Vermonter Volksmedizin sollen kleine Gaben von Apfeltee (alle paar Minuten einen Teelöffel voll) den Darm sehr schnell desinfizieren und heilen. Sehr gute Erfahrungen machte ich dabei auch mit einer Messerspitze *Luvos-Heilerde*, einem Teelöffel Apfelessig in einem halben Glas Wasser mit wenig Honig und einer Tablette Medizinalkohle von Merck.

Ein weiteres gutes Rezept: Zur gründlichen Darmentleerung wird ein warmer Darmeinlauf von einem halben Liter Wasser mit einem gehäuften Teelöffel voll Bolus alba gemacht. Darauf trinkt der Kranke (auch Kinder) zwei bis drei Eßlöffel voll Bolus alba schluckweise in einem viertel Liter lauwarmem Wasser. Dann darf einige Stunden nicht gegessen oder getrunken werden, um diese Heilerde wirksam zu machen.

Eiternde Wunden, die nicht heilen wollen: Knoblauchsaft mit abgekochtem Wasser mischen, die Wunde zweimal täglich waschen. Nach 24 bis 48 Stunden ist eine wesentliche Besserung eingetreten, Schmerzen und Eiterung gehen zurück. Ärztlich anerkannt (auch in Kliniken der USA) ist folgendes Indianermittel, das ein kolumbianischer Arzt auf dem Dorf einem Indianer ablauschte: Geriebener Rohrzucker (panela) – wie ich erfuhr, wird ähnliches mit dem Rübenzucker in Europa gemacht – wird auf die Wunde gestreut. Alles Schlechte wird der Wunde entzogen, was an dem fauligen Geruch nach Auswechseln des Verbandes leicht festgestellt werden kann. Die Behandlung wird bis zur völligen Säuberung der Wunde fortgesetzt, die dann schnell und sauber verheilt.

Ekzem: Jedes Ekzem ist bei konsequenter strenger Behandlung zu beseitigen. (Ich heilte eine alte Dame nach 20 Jahren Ekzem, die selbst an keine Heilung mehr glaubte.) In schweren Fällen am besten eine Woche lang täglich ein richtiges Darmbad machen und in einem Glas heißem Wasser täglich einen Teelöffel voll Glaubersalz nüchtern schluckweise trinken und sich eine Viertelstunde auf die rechte Seite legen. *Nicht* täglich mit Seife waschen, sondern mehrmals am Tage mit kühlem Fruchtessigwasser oder Borwasser abreiben. Apfelsafttage oder salzlose rohe Gemüsesäfte. Rohkostkuren und vegetarische Diät nach Abklingen des Ekzems. Alle Reizstoffe weglassen. Wechselduschen, häufige Reibesitzbäder.

Epilepsie: vegetarische Diät – zu 80 Prozent oder ganz Rohkost für lange Zeit. Bei Beginn des fast immer spürbaren vorausgehenden schlechten Befindens eine Zehe Knoblauch lange kauen. Und sofort ein Reibesitzbad von 20 bis 30 Minuten Dauer. Wie beim Asthma ist dadurch oftmals der erste Anfall bereits zu verhindern. Diese Therapie muß lange fortgesetzt werden, besonders im Pubertätsalter, wo solche Anfälle häufig auftreten, und zwar anfangs oft nur in sekundenlangem Ausfallen des Bewußtseins (Absencen). Kopfschmerzen, die häufig sehr stark nach solchen Anfällen auftreten, können mit Reibesitzbädern, die ohnehin Monate hindurch täglich ein-, zwei- oder dreimal gemacht werden sollten, und mit kalten Essigumschlägen im Nacken bald gelindert werden. Später, nach völligem Verschwinden der Anfälle, dienen Sonnenbäder (mit bedecktem Kopf) und Höhensonnenbestrahlungen zur Kräftigung des Patienten.

Wenn kleine Kinder **Erde essen** oder auch den Kalk von den Wänden abkratzen, so bedeutet das, daß es ihrem Körper an

Mineralsalzen mangelt. Oft hört diese Gewohnheit nach kurzer Zeit auf, wenn dem Kind ein Teelöffel Apfelessig mit einem Teelöffel Honig in einem Glas Wasser tagsüber schluckweise zu trinken gegeben wird. (In Vermont gibt man den Kühen und Pferden diesen Apfelessig ins Trinkwasser oder auch ins Fressen, wenn sie Holz kauen oder lecken, in dem das lebenswichtige Kalium enthalten ist – was sofort aufhört, wenn die Tiere dieses Mineral in kleinen oder auch in größeren Gaben bekommen.) Nach dem bereits erwähnten Dr. Jarvis aus ebendiesem Staate Vermont in USA bedeutet Kalium das für die Gewebe, was Kalk für die Knochen bedeutet. Es entzieht nach seinen jahrzehntelangen Versuchen mit Tieren und Menschen den körperfremden Bakterien die interzelluläre Gewebsflüssigkeit, von der sie sich ernähren, wodurch sie den Körper wichtiger Nährstoffe berauben. Darum ist nach seiner Ansicht und seinen Erfahrungen Kalium eines der wichtigsten Minerale zur Gesunderhaltung von Mensch und Tier, dessen Fehlen zu ernsten Mangelerscheinungen führt und durch den Genuß von rohem Obst (u. a. Äpfel), rohen Gemüsen, Bienenhonig usw. in kurzer Zeit ausgeglichen werden kann.

Ernährungsstörungen bei Säuglingen und Kleinkindern wurden im Kapitel »Was sollen wir essen und trinken?« bereits besprochen. Ein bis zwei Tage fasten nur mit Kräutertee, eventuell Leinsamen- oder Reiswasser durchs Sieb laufen lassen (natürlich gekocht), später allmählich unter Zusatz von etwas gesäuerter Milch. Allmählich Übergang zu rohen Gemüsesäften und zur gewohnten Nahrung.

Fettsucht: Auch diese Behandlung ist aus dem Kapitel »Was sollen wir essen und trinken?« ersichtlich. Totales Fasten, entweder tageweise oder für länger, Milch-Obst-Tage, Kartoffel- oder Bohnentage, auch längere strenge Rohkostkuren werden ihre Wirkung nicht verfehlen. Das Wichtigste ist, daß der schließlich entfettete Patient sich Mühe gibt, in Zukunft das unmäßige Essen zu unterlassen, damit seine Fastenkuren auch auf Dauer wirksam bleiben. Also FdH in erster Linie. Zweimal täglich ein Glas Wasser mit zwei Teelöffeln Apfelessig (mit oder ohne zwei Teelöffel Honig). Die Taillenweite wird bald kleiner – die Hüftweite ebenfalls; man schreibt sich am besten jeden Monat die Daten auf, um den erfreulichen Erfolg festzustellen.

Wohltuend bei **Fieber** sind häufige Abreibungen mit Mineralwasser, auch Weinessig oder Apfelessig, mit der gleichen Menge Wasser gemischt. Stark anregend auf die Hautfunktion, die gerade bei Fieber sehr wichtig ist, sind Abreibungen mit Natron (ein Eßlöffel Natron auf einen Liter Wasser).

Fußschäden: Schon bei Babys kann auf angeborene Fußschäden (Neigung zu Senkfuß usw.) gar nicht genug geachtet werden. Oft setzen Kleinkinder mit einem bis eineinhalb Jahren die Füße schlecht, weil die Gelenke schwach sind. Sie wollen nicht recht laufen und immer getragen werden. Eine kritische Mutter lernt bald zu erkennen, ob es sich um Verzogenheit oder aber um Schmerzen in den Füßen handelt, und kann diesen Schaden mit Ausdauer oft in wenigen Wochen oder Monaten durch nächtliches Wickeln mit elastischen Binden korrigieren. Auf diese Weise wird späteren chronischen Fußleiden vorgebeugt, wenn die kleinen Füße noch biegsam sind und das Körpergewicht nicht zu groß. Man fängt beim Wickeln von der Innenseite unter dem Fuß an, wickelt zweimal nach der Außenseite des Fußgelenkes, führt die Binde oberhalb des Gelenkes um das Bein herum über den Steg wieder zur Außenseite um den Fuß herum, wieder um das Bein usw. Probieren Sie es am eigenen Fuß aufmerksam – es klingt viel schwieriger, als es praktisch ist. Nicht zu fest binden, damit die Blutzirkulation nicht gehemmt wird. Tagsüber läuft Ihr Kind *ohne Binden*. Je nach Größe des Kindes reicht eine Bindenbreite von vier bis fünf Zentimetern aus; bei ganz kleinen Kindern reicht oftmals auch eine halbe Bindenlänge für jeden Fuß. Sie werden über den baldigen Erfolg erstaunt und erfreut sein.

Gallensteine: Mein erstes Rezept sieht vor, 200 Gramm Olivenöl, ein Eigelb, den Saft von einer Zitrone, einen Kognak mit etwas Zucker zu verquirlen und schluckweise zu trinken. Auf die rechte Seite legen und die Beine anziehen. Beim nächsten Stuhlgang gehen die Steine ab.

Zweites Rezept: Einen viertel Liter reines Olivenöl mit dem Saft von drei bis vier Zitronen kräftig schlagen, bis das Öl milchig wird. Zwei Tage hintereinander diese Menge trinken, und die Gallensteine gehen mit Sicherheit ab.

Ein junges Mädchen wurde ins Krankenhaus eingeliefert, um am nächsten Morgen operiert zu werden. Die Krankenschwester gab ihr heimlich dieses Rezept bekannt, das Mädchen weigerte sich kurzerhand, die Operation durchführen zu lassen, ging nach Hause und machte die Kur mit vollem Erfolg.

Drittes Rezept (für die Tropen): 20 Nisperokerne werden aufgeschlagen und die darin enthaltenen arsenhaltigen Mandeln herausgenommen und zermahlen. Dies läßt sich gut mit dem Saft von drei Zitronen und etwas Wasser vermischen und dann schluckweise trinken. Nach einer halben Stunde werden zwei Eßlöffel Olivenöl eingenommen, und die Steine gehen ab. Eine Andampfung des Unterleibes unterstützt die Wirkung bei allen diesen Rezepten, die vielfach ausprobiert wurden.

Weißkohl zu kochen und das Kochwasser tagsüber mehrfach aus kleinen Gläsern schluckweise zu trinken hilft ebenfalls, die Steine allmählich zu lösen.

Gastritis: *Langsam essen – gut kauen.* Morgens nüchtern eine Tasse Kamillentee, dem auch gern etwas Wermuthtee beigefügt sein darf. Bei Magenschmerzen zunächst nur drei- bis viermal täglich durchgesiebten Leinsamenschleim ohne Salz oder Honig. Legen Sie sich nach dem Essen mit einem feuchten Kamillenaufschlag auf dem Leib und einer Wärmflasche darauf für eine Stunde hin. Bei Sodbrennen dreimal täglich eine Mokkatasse rohen Kartoffelsaft *langsam trinken* – eventuell mit etwas Wasser gemischt, des Geschmacks wegen. Nach Verschwinden der Magenschmerzen langsam mit rohen Säften beginnen: zwei

Tage Möhrensaft, zwei Tage Gurkensaft, zwei Tage Rote-Rüben-Saft, zwei Tage Tomatensaft – bei Empfindlichkeit auch diese mit etwas Wasser gemischt. So ist die Verträglichkeit der einzelnen Säfte am besten zu kontrollieren. Zu jeder von den vier Mahlzeiten, die in diesem Fall erlaubt sind mit je vier Stunden Pause dazwischen, nach dem frischen Saft eine Mokkatasse Sauerkrautsaft und dann einen Teller Leinsamenschleim (mit der Zeit kann der gemahlene Leinsamen mitgegessen werden) bis zur gänzlichen Wiederherstellung. Dann mit Vorsicht Übergang zu normaler vegetarischer Kost, kleine Gaben Yoghurt, Pellkartoffeln, gedünstete Gemüse. Täglich Wechselduschen oder Teilbäder, Reibesitzbäder. Später tägliche kalte Abreibungen des ganzen Körpers ohne Abtrocknen, für eine halbe Stunde ins Bett, gut zugedeckt zum Nachdünsten. Nächtliche kalte Leibwickel sollten für längere Zeit beibehalten werden.

Gelbsucht: bei den ersten Anzeigen Bettruhe und Fasten, bis das Fieber aufhört, mit täglich zwei Darmeinläufen und nur verdünnten Fruchtsäften. Ansteigende Sitzbäder mit nachfolgendem Leibwickel, der auch nachts wiederholt werden soll. Nach restlosem Abklingen des Fiebers allmählich Übergang zu vegetarischer Kost. Besonders gut als Leibaufschläge ist in Fruchtessig gekochte Gerste, warm aufgelegt, und eine Wärmflasche darauf. Alkohol, Fleisch, Bohnenkaffee, schwarzer Tee, Tabak, scharfe Gewürze und größere Salzmengen sind streng zu unterlassen. Angenehm ist häufiges Gurgeln und auch Abbürsten der belegten Zunge. Trockene Bürstenbäder des ganzen Körpers mit nachfolgendem kalten Abguß des Unterleibes von den Hüften abwärts ist sehr wohltuend und zur Anregung der Hauttätigkeit notwendig.

Gerstenkörner: Oft mit Rizinusöl betupfen, und sie verschwinden mit Sicherheit.

Gicht: siehe auch unter »Arthritis« und »Nervenentzündung«.

Grauer Star (ein Rezept für die Tropen): Es sollte früh genug damit begonnen werden, täglich zweimal zwei Tropfen von der kleinen bitterlichen Frucht »Uchuva« in die Augen zu tun, wenn diese wertvollen Früchte reif sind. Daß sie gleichzeitig, nüchtern gegessen, Darmparasiten abtreibt, ist eine weitere wertvolle Eigenschaft! Natürlich sollte auch hier parallel eine entsprechende Diät zur »Reinhaltung« des ganzen Organismus gemacht werden.

Gürtelrose: zweimal täglich ein kaltes Darmklistier mit einem Teelöfel Bolus alba auf einen viertel Liter Wasser. Dreimal täglich ein kaltes Reibesitzbad nach Kuhne von zehn bis fünfzehn Minuten Dauer (bitte die Ausführung des Bades genau nachlesen), leichte vegetarische Ernährung oder anfangs nur rohe Säfte, solange Fieber besteht. Zwei- bis dreimal täglich die Gürtelrose mit reinem oder etwas verdünntem Apfelessig betupfen oder einreiben. Jucken und Brennen verschwinden sofort, die Bläschen sehr bald.

Haarausfall: Es werden immer wieder neue Mittel angepriesen, die angeblich sogar jede Glatze beseitigen sollen. Das sicherste Mittel, das mir bekannt ist, kostet gar nichts, erfordert aber Ausdauer, die reichlich belohnt wird. Denn man muß nur mit einer guten Haarbürste aus natürlichen kräftigen Borsten täglich den Kopf hundertmal in allen Richtungen gründlich bürsten – bitte gewissenhaft zählen! Es ist ein wohltuendes Gefühl – und die Wirkung ist großartig. Nach einigen Wochen fängt es auf dem schon fast kahlen Kopf an zu sprießen, und nach einigen Monaten ist es vorbei mit dem Kummer wegen Haarausfall und Glatze und der Not mit den Perücken, die ja auch nicht gerade eine ideale Lösung für dieses immer häufigere Problem sind!

Haarfestiger: Besser als alle Sprays, die nicht täglich benutzt werden sollten, weil sie bei empfindlichen Menschen oft unangenehme Nebenwirkungen haben, ist es, nach dem Waschen den

Saft von einer Zitrone, mit etwas Wasser vermischt, fest einzureiben. So wird das Haar gefestigt und der Haarboden gekräftigt. Dasselbe erreichen wir mit gekochtem ganzen Leinsamen (ein Eßlöffel voll auf eine Tasse Wasser), mit dem der Kopf (nach vorherigem Durchsieben) ebenfalls kräftig eingerieben wird.

Halsschmerzen: Alle Viertelstunde bei starken Schmerzen mit einem Teelöffel Apfelessig in einem halben Glas Wasser gurgeln, nicht ganz ausspucken, sondern das letzte bißchen runterschlucken, damit der ganze Rachen mit desinfiziert wird. Dr. Jarvis berichtet von einem Fall von Streptokokken, die bei einem Patienten im Labor festgestellt wurden. Als nach zwölf Stunden das Ergebnis feststand, war durch diese Essigbehandlung die Infektion bereits beseitigt. Das gleiche habe ich in meiner eigenen Praxis erlebt. Als Yogaübung ist folgendes zu empfehlen: Niederknien, sich auf die Fersen setzen, ausatmen, die Hände vorn auf die Knie legen, den letzten Rest Luft noch gut ausatmen, die Zunge so weit wie möglich herausstrecken, dabei Hals- und Nackenmuskeln stark anspannen, die Finger spreizen und ebenfalls stark anspannen. Nach wenigen Sekunden den ganzen Körper lockern. Als Vorbeugungsmittel wird die Übung zweimal ausgeführt, bei Halsschmerzen sechs- bis zehnmal. Bei geschwollenen Mandeln ist die Übung täglich zweimal zu empfehlen. Der ganze Hals wird intensiv durchblutet, und die vorhandenen Schmerzen verschwinden oft schlagartig.

Hämorrhoiden sind Krampfadern außerhalb des Darmausganges oder auch oft bis in den Darm hinein, die auf Stauungen in der Leber zurückzuführen sind und dadurch zu diesen Venenerweiterungen führen. Hartnäckige Verstopfung infolge von sitzender Lebensweise, Bewegungsmangel, falscher Ernährung – alles das spielt eine große Rolle bei dieser oft sehr schmerzhaften Krankheit, deren Heilung dann schließlich von einer Operation erhofft wird. Wird aber das Grundübel nicht behoben, so kann es auch nach einer gelungenen Operation zu anderen Erkrankungen des Darmes kommen. Darum ist auch hier *Vorbeugen* das Beste. Vor allem muß logischerweise zu starker Druck auf die geschwollenen Venen vermieden und der Stuhl weich gehalten werden. Dies aber nicht durch künstliche Mittel, sondern durch eine angepaßte Ernährung.

Je früher mit den folgenden Heilmaßnahmen begonnen wird, um so besser für den Patienten. Zweimal täglich ein kaltes Bleibeklistier (das erste mogens gleich nach dem Aufstehen, das zweite abends vor der letzten Mahlzeit, und zwar mit einem viertel Liter Wasser) kann die Entleerung unterstützen, denn es ist wichtig, daß der Darm mehrmals am Tage entleert wird. Kuhnebäder wirken ausgezeichnet. Auch können täglich öfters kleine Eisstückchen wie Zäpfchen eingeführt werden. Wenn nachts ein kleines Flanelltuch, mit warmem Rizinusöl getränkt, zwischen die Beine auf den Darmausgang gelegt wird, bewirkt das ebenfalls eine Rückbildung der Venenknoten. Ich habe durch diese Maßnahmen Operationen verhüten können. Bei starken Schmerzen können nachts Auflagen mit Quark lindernd wirken. Heiße Fußbäder mit nachfolgendem kalten Beinguß und anschließendem Spaziergang, auch ansteigende Sitzbäder und vor allem die allgemeine Änderung der Lebensweise (vegetarische Ernährung, mehr körperliche Bewegung) werden bald eine Erleichterung und schließlich totale Heilung bringen. Also bitte nicht warten, bis die Hämorrhoiden bereits platzen und Blutungen oder gar Darmrisse verursachen!

Harnsäureüberschuß: Ein Pfund grüne Bohnen in einem Liter Wasser kochen, bis etwa ein halber Liter Flüssigkeit bleibt. Täglich drei Tassen trinken. Dieses Getränk ist auch sehr heilsam bei Arthritis. Ebenso entsäuernd wirkt das Kochwasser von Pellkartoffeln ohne Salz.

Hautinfektionen jeder Art: Häufiges Abtupfen mit reinem oder etwas verdünntem Apfelessig ist in jedem Fall ein wirksames Antiseptikum. Bei nässenden Hautstellen oder Wunden ist das

Aufstreuen von *Luvos-Heilerde* anzuraten, die später mit lauwarmem Wasser abgewaschen wird, um die nächste Behandlung in gleicher Weise zu machen.

Heuschnupfen: Die bereits erwähnte Honig-Honigwaben-Apfelessig-Kur ist nach der Vermonter Volksmedizin auch für das wirklich quälende Übel des Heuschnupfens das Allerbeste. Und zwar soll bei milde auftretendem Schnupfen schon einen Monat vor Ausbruch täglich ein kaugummigroßes Stück Honigwabe recht lange gekaut werden. Damit kann oft das Ausbrechen des Heuschnupfens ganz vermieden oder mindestens stark gelindert werden. Bei starkem Auftreten muß die Behandlung allerdings bedeutend intensiver gestaltet werden: Man fängt bereits drei Monate vor dem Ausbruch an, täglich morgens vor dem Frühstück und abends vor dem Schlafengehen einen Eßlöffel Honig und einen Eßlöffel Apfelessig in einem halben Glas Wasser zu trinken. Außerdem soll möglichst oft am Tage ein Stück Bienenwabe gekaut werden. Die Behandlung wird während der ganzen Saison fortgeführt und soll besser wirken als Arzneimittel, die die Schwellungen und den lästigen Schleim in der Nase nicht beseitigen können. Die wohltuende Wirkung tritt sofort ein. Oft ist der Heuschnupfen nach mehreren Jahren konsequenter Behandlung für immer verschwunden. Ich selbst machte die Erfahrung, daß eine gleichzeitige vegetarische Diätkur diese hervorragenden Wirkungen wesentlich unterstützt.

Hühneraugen: Auch damit kann man sich regelrecht krank fühlen. Ein dünner Wattebausch oder ein Stück doppelt gelegte Mullbinde wird mit Rizinus- oder auch Sesamöl getränkt und aufgelegt; das Hühnerauge wird aufgeweicht und ist dann leicht herauszunehmen.

Bei **Husten** kenne ich ein hervorragendes Mittel, besser als alle mir bekannten Hustensäfte, die leider oft den Magen verderben: Zwei bis drei Teelöffel Apfelessig, zwei Teelöffel reines

Glyzerin mit einem halben Pfund reinem Honig vermischen, davon bei starkem Husten sechsmal täglich einen Teelöffel voll nehmen – eventuell auch öfter (Vermonter Volksmedizin). Die Besserung erfolgt erstaunlich schnell. Eine fein geriebene Zwiebel und ein geriebener kleiner Rettich können als Zusatz die Wirkung noch wertvoll unterstützen. Für empfindliche Patienten kann alles nach zwölf Stunden Ziehen durchgesiebt werden. Ich verschreibe zusätzlich Rohkost (Milch weglassen), kalte Bleibeklistiere ein- bis zweimal täglich, Reibesitzbäder – bei Kindern und Jugendlichen Rumpfreibebäder – und eventuell dreimal wöchentlich Höhensonne (allmählich steigernd zwei, drei, fünf Minuten lang hinten und vorn den ganzen Körper bestrahlen). Je nach Allgemeinzustand des Patienten sollten zehn bis fünfzehn Bestrahlungen genügen. Mit großem Erfolg erprobt – selbst bei Keuchhusten. Ein wahrscheinlich unbekanntes Rezept ist: Nach dem Essen schwarzen gekochten Kaffee mit Honig einnehmen, und zwar bei Kindern bis zwei Jahre zwei Teelöffel, bis vier Jahre einen mittelgroßen Kinderlöffel, bei Erwachsenen einen großen Suppenlöffel. Innerhalb von vier Tagen ist der heftigste Husten vorbei, manchmal sogar schneller.

Bei nervösem Herzklopfen, Hysterie, Epilepsie, Geisteskrankheit soll kein Kaffee getrunken werden. Wer abends nach diesem etwa um 6 Uhr abends eingenommenen »Hustensaft« nicht schlafen kann, nimmt dann lieber keinen mehr.

Hier nur ein Fall aus meiner Praxis, der die enorme Wirksamkeit des Hustenmittels auf der Basis von Apfelessig, Honig und Glyzerin aufzeigt: Ein zehnjähriges Mädel hatte drei Wochen lang einen hartnäckigen Husten. Abends schlief sie für zwei bis drei Stunden ein, lag bzw. saß dann aber von 2 Uhr nachts bis zum Morgen im Bett mit ihrem andauernden harten, trockenen Husten, so daß ich ernstlich eine schwere Krankheit befürchtete. Ich verschrieb dem Kind völlig reizlose Kost und das gute Hustenmittel mit Apfelessig, das oben beschrieben wurde. Nach drei Tagen war der Husten völlig verschwunden, und die Kleine erholte sich schnell.

Ischialgie (auch **Hexenschuß**): Ein heißes, nasses Tuch auf die schmerzende Stelle legen, mit infrarotem Licht 20 bis 40 Minuten bestrahlen, dann eine kühle Abreibung. Reizlose Kost essen und auf gute Verdauung achten – eventuell täglich kalte Bleibeklistiere mit einem Teelöffel Bolus alba. Cantharidenpflaster (in der Apotheke erhältlich als *Spezialpflaster Bock*) und poröse Zugpflaster, mit Arnika und anderen Kräutern bereitet, können die Schmerzen lindern. Dreimal täglich zwei Teelöffel Apfelessig mit zwei Teelöffeln Honig auf ein halbes Glas Wasser schluckweise trinken. Siehe auch unter »Nervenschmerzen«.

Kalkmangel: Täglich dreimal zwei Mandeln fein kauen. Morgens am besten mit Obst oder für Kinder mit Müsli. Auch als Mandelmus wird es von groß und klein gern gegessen. 100 Gramm Mandeln enthalten 600 Kalorien (doppelt soviel wie die gleiche Menge Fleisch). In alten Zeiten übergoß man ein Ei mit Essig (ich empfehle immer Apfelessig), ließ es stehen, bis das Ei völlig aufgelöst war und gab davon täglich einen Teelöffel voll. Auch eine Messerspitze voll Schlämmkreide (Calciumcarbonat), in Wasser aufgelöst und täglich in kleinen Schlucken genommen, ergänzt Kalkmangel.

Kinderlähmung: Ohne auf die eigentliche Behandlung der Kinderlähmung einzugehen, möchte ich auf die Ernährung hinweisen, die für den ganzen Heilungsprozeß ungeheure Bedeutung hat. Bei kleinen Kindern ist Weizenbrei eine ideale Ernährung. Der Weizen wird einige Tage in einem dünnen, porösen Beutel feucht gehalten, bis er keimt (es gibt inzwischen in Reformhäusern und Naturkostläden praktische Keimgeräte zu kaufen); dann wird er getrocknet, je nach Alter des Kindes fein oder gröber gemahlen, in einem Glas oder Plastikgefäß aufbewahrt und davon Brei gekocht. Nach dem Kochen kann dem Brei Naturjoghurt, möglichst mit rechtsdrehender Milchsäure (L+), beigegeben werden sowie Honig nach Geschmack. Bei größeren Kindern, die schon kauen können, auch Rosinen usw. wie bei jedem anderen Müsli dazu. Mir erzählte eine Patientin, die weit weg von der nächsten Stadt auf dem Lande lebte, eins ihrer Kinder sei im Alter von einem Jahr plötzlich an Kinderlähmung erkrankt, ohne daß ein Arzt weit und breit zu erreichen gewesen wäre. Von Wasserbehandlungen wußte sie nichts, aber sie hatte Weizen im Hause und machte dem Kind instinktiv diesen Weizenbrei. Da sie nach kurzer Zeit bemerkte, wie die Lähmung und die Schmerzen nachließen, blieb sie dabei und das Kind wurde lediglich mit dieser Nahrung vollkommen gesund, ohne daß auch nur eine Spur der Lähmung zurückgeblieben wäre. Mit dieser göttlichen Eingebung hatte sie ihr Kind gerettet!

Kinderlosigkeit: Selbst die ist heute noch gelegentlich unerwünscht, obwohl die meisten Menschen nur wenige oder manchmal gar keine Kinder wollen. Sie hat natürlich verschiedene Ursachen, häufig aber ist es eine »Tubenverstopfung« der Frau. Anstatt der schmerzhaften Tubendurchblasung, die *keine* sichere Heilung des bestehenden »Tubenschnupfens« bedeutet, habe ich mehr als einmal folgende Behandlung erprobt: vor allem *reizlose* vegetarische und 50 Prozent Rohkost, Luft- und Sonnenbäder, Bewegung in frischer Luft. Morgens eine kalte Abreibung. Durch kalte Bleibeklistiere für tägliche gute Verdauung sorgen. Keine Hormone nehmen. Täglich ein bis zwei Reibesitzbäder von 20 bis 30 Minuten Dauer nehmen, die alle empfängnisverhindernden Übersäuerungszustände sowie chronische Entzündungen im Unterleib beseitigen. Verschiedene Frauen haben mit meiner Behandlung nach jahrelanger Kinderlosigkeit gesunden Kindern das Leben geschenkt. Eine davon hatte zwei Kinder von 16 und 14 Jahren und war dann ungewollt 14 Jahre kinderlos. Dank meiner Ratschläge wurde als Nachkömmling ein Mädchen geboren, das von der Familie scherzhaft »La niña Thuringia« (das Thuringia-Mädchen) genannt wurde.

Knoblauch ist eins der größten Heilmittel, die wir uns wünschen können. Die Herstellung wird unter »Kräftigungsmittel« geschildert. Gegen den Geruch sollen frische Petersilie oder Sellerieblätter gekaut und zum Schluß ausgespuckt werden, um dann den Mund mit Zitronensaft in etwas Wasser auszuspülen. Zweimal täglich regelmäßig von dem Knoblauchsaft in Öl ein Teelöffel voll genommen hilft gegen folgende Krankheiten: Arterienverkalkung, Diabetes, Diphterie, Ischialgie, Krebs, Syphilis, Unfruchtbarkeit, Impotenz. Mehr kann man wirklich nicht verlangen.

Kopfschmerzen: In erster Linie muß für eine vollwertige aber einfache Ernährung Sorge getragen werden unter Vermeidung all dessen, was im Kapitel »Was sollen wir essen und trinken?« als schädlich angegeben ist, denn meistens liegt die Ursache häufiger Kopfschmerzen an der irrigen Lebensweise und sollte auch von dem Gesichtspunkt aus bekämpft werden. Hier nur einige Hinweise, was bei heftigen Schmerzen schnelle Linderung bringen kann. Ein heißes Fußbad von zehn bis zwanzig Minuten Dauer mit Zusatz von zwei gehäuften Eßlöffeln Meersalz hilft oft unmittelbar; auch der Saft von einer halben Zitrone mit Alka Seltzer oder eine kleine Tasse heißer schwarzer Kaffee mit Zitronensaft, der die Verkrampfung der Blutgefäße löst. Außerdem sollte ein kaltes Bleibeklistier mit einem Teelöffel Bolus alba auf einen viertel Liter Wasser sofort den Darm entleeren. Als längere Behandlung rate ich, zwei- bis dreimal täglich einen Teelöffel Apfelessig, einen Teelöffel Honig in einem Glas kühlen Wasser schluckweise zu trinken. Selbst Migräne spricht auf die Behandlungen mit täglichen kalten Kuhnebädern an.

Kräftigungsmittel: Knoblauch roh in bestes Speiseöl reiben und ein Eigelb dazu, zweimal täglich einen Teelöffel voll nehmen. Eine Knolle Knoblauch auf einen viertel Liter Speiseöl. Oder ein ganzes, gut abgewaschenes Ei in Fruchtessig so lange zugedeckt stehen lassen, bis es total aufgelöst ist. Davon soll täglich ein Teelöffel voll genommen werden. Weiter ist zum Frühstück eine Gerstensuppe, mit Wasser oder Milch gekocht, sehr zu empfehlen (für viele Menschen besser als Brot) und geröstete

Gerste als Kaffee-Ersatz. Die Suppe soll gegen Impotenz und allgemeine Sexualschwäche außerordentlich gut wirken.

Krampfadern: Morgens und abends für lange Zeit mit reinem oder etwas verdünntem Apfelessig einreiben. Innerhalb eines Monats gehen bei gleichzeitig entlastender Diät die Krampfadern bereits wesentlich zurück. Gut ist, morgens und abends mehrere Minuten lang die Kerze zu machen, um die Beine mal richtig *leer*laufen zu lassen. Wer nicht imstande sein sollte, die Kerze zu machen, kann sich auch auf einen kleinen Teppich auf den Boden legen und die Füße so senkrecht wie möglich an der Wand hochstellen. Bei nächtlichen Krämpfen ist es ratsam, das Fußende des Bettes zehn bis fünfzehn Zentimeter höher zu stellen als das Kopfende. Gut ist, täglich mehrfach zehn, fünfzehn oder zwanzig Kniebeugen zu machen.

Lähmungen jeder Art: Rohkost, vollwertige, salzlose, vegetarische Kost unter Vermeidung aller Reizmittel. Wenn möglich Dampfbäder und Teil-Wechselbäder.

Leberflecken und **Warzen:** Ein Mittel der Vermonter Volksmedizin, das von mir vielfach erprobt ist, sieht vor, daß die befallenen Hautstellen morgens und abends mit Apfelessig bis zum Trocknen und dann intensiv mit warmem Rizinusöl eingerieben werden. Auch bei älteren Menschen, die oft an Händen und Armen oder am Körper Warzen haben, ist diese Behandlung sehr wirksam. Nach vier bis sechs Wochen werden die Leberflecken und Warzen blasser oder aber schälen sich nach und nach ab. Die Warzen werden immer kleiner und fallen schließlich ab. Natürlich muß auch diese Behandlung sorgfältig und mit Ausdauer durchgeführt werden. Eine Patientin von 54 Jahren hatte eine wachsende Warze in der Halsgrube und sollte von einem Arzt aus ihrer nächsten Verwandtschaft operiert werden. Da sie diesen Eingriff aber fürchtete, fragte sie mich zur Vorsicht um meine Ansicht. Ich riet ihr, davon abzusehen und sich meiner Behandlung zu unterziehen. Die Warze wurde zusehends kleiner und fiel zum Erstaunen des Arztes tatsächlich ab. Ich weiß nicht, ob sie ihm das »Märchen« vom Rizinusöl nun doch verraten hat. Muttermale und große Warzen, die oft lebensgefährlich werden können, sind auf diese Weise zu beseitigen und können chirurgische Eingriffe unnötig machen. Dasselbe erlebte ich bei einer Patientin mit einem krebsverdächtigen Melanom, das nach einer Rizinuskur von mehreren Wochen abfiel.

Für **Leber-Galle-Stauungen**, die aus vielerlei Gründen überall in der Welt, aber ganz besonders in heißen und tropischen Ländern zu Beginn der »heißen Zeit« sehr heftig auftreten können, kann Leinsamen als Kur sehr heilsam angewandt werden. Man kocht von einem gehäuften Eßlöffel Leinsamen in einer großen Tasse Wasser schnell eine schleimige Suppe (in diesem Fall aus ganzem Leinsamen!) und trinkt diese dreimal täglich zu Beginn der Mahlzeit entweder ganz ungewürzt oder mit etwas Honig oder nach einiger Besserung auch mit Zusatz von etwas Sesamsalz. Das Sesamsalz wird nach Dr. Oshawa bereitet (siehe Seite 73).

Anregung der **Lebertätigkeit:** Zwei Teelöffel Meersalz in sieben Deziliter Kognak auflösen und alle drei Stunden einen Eßlöffel voll nehmen oder auch Zitronensaft mit etwas Meersalz oder gebackene Zitronen nach den Mahlzeiten.

Lungenleiden beruhen auf schwachen Geschlechtsorganen. Stärkend auf beides wirken Atemübungen, bei denen bewußt auf gutes Ausatmen und das jeweilige Atemanhalten zwischen Aus- und Einatmen geachtet werden soll. Ich wiederhole die früher bereits erwähnte rhythmische Atemübung nach Masdasnan, von denen es insgesamt sieben gibt. Aber einstweilen genügt die erste, die gut ausgeführt wunderbar beruhigend und krampflösend wirkt. Sieben Sekunden im Rhythmus des eigenen Pulsschlages einatmen, den Atem vier Sekunden anhalten, sieben Sekunden ausatmen, den Atem vier Sekunden anhalten.

Diese Übung soll am Tag zu Hause (nur nicht unmittelbar nach dem Essen) bei guter Luft siebenmal hintereinander gemacht werden. Beim Spazierengehen wirken zehn Minuten Atmen in diesem Rhythmus besser und stärker als stundenlanges Gehen, ohne auf den Atem zu achten.

Lymphknotenschwellung: zunächst feucht-heiße Umschläge und anschließend mit Eukalyptusöl einreiben (nach Masdasnan).

Magen- und **Zwölffingerdarmgeschwür:** Tägliche mehrere Male einen Eßlöffel voll rohen Saft von weißem oder Wirsingkohl trinken, auch Sauerkrautsaft. Zwischen den Mahlzeiten täglich 30 bis 40 Gramm Lakritze lutschen oder vorher in Wasser auflösen und löffelweise einnehmen. Die bekannte Kartoffel-Rollkur finden Sie unter den Saftkuren genau angegeben (siehe Seite 222).

Bei **Magenleiden** (Völlegefühl, saures Aufstoßen nach dem Essen) hilft eine sehr wirksame Reinigungskur nach Masdasnan: Man trinke morgens nüchtern einen Mokkalöffel gestrichen voll Natriumbicarbonat auf ein großes Glas warmes Wasser, mache einige Minuten Pause und wiederhole dasselbe drei- bis fünfmal. Diese Kur reizt zum Erbrechen und fördert aus dem Magen sehr scharfe Säuren heraus. (Ich selbst habe eine solche Kur mit nur mehreren Gläsern heißem Wasser ohne jeden Zusatz mit gutem Erfolg gemacht und fühlte mich nach dem sauren Erbrechen sehr wohl!) Masdasnan rät, die oben angeführte Kur mehrere Tage nüchtern zu wiederholen, bis der Magen völlig in Ordnung ist. Käse, Öl, Obst, Kaffee, Schokolade, Tee, Fett sollen während der Reinigungskur weggelassen werden. Dagegen sind zu empfehlen: Kartoffeln mit Milch, Tomaten, rohe rote Rüben (auch als Saft) und altes Kleiebrot. Vor dem leichten Abendessen soll ein kurzes heißes Vollbad genommen werden, das die Magenmuskeln entspannt. (Nach dem Mittagessen wirken feuchte Kamillenauflagen mit einer Wärmflasche drauf während einer halb- oder einstündigen Mittagsruhe mit nachfolgender kühler Abreibung ebenfalls entspannend und kräftigend. Die Verfasserin)

Magensäuremangel: Nach dem Essen einen halben Teelöffel Zitronensaft in einem halben Glas Wasser mit einer Messerspitze Meersalz trinken.

Bei **Mandelentzündung** lindern Halswickel mit Quark, Heilerde und andere kühlende Maßnahmen. Darmklistiere und das Rumpffreibebad, regelmäßig angewendet, tragen zur Heilung bei. Siehe auch unter »Angina«, »Diphterie« und »Halsschmerzen«.

Männerpflege (nach Masdasnan): Sowohl bei Jungen im Pubertätsalter als auch bei Erwachsenen die Geschlechtsorgane abends und eventuell auch morgens mit zwei Litern möglichst heißem Wasser langsam begießen, dann mit zwei Litern recht kaltem Meersalzwasser. Diese Behandlung erhält frisch und im fortgeschrittenen Alter jugendlich.

Menstruationskoliken: Sofort ein feuchtes Tuch mit Wärmflasche auf den Leib legen. Die feuchte Wärme dringt tief ein und beseitigt die Krämpfe meistens innerhalb von 15 bis 20 Minuten. (Auch Gallenkoliken sind auf diese einfache Weise oft schnell zu beheben.) Einen Tag nur rohe Säfte genießen. Nach der Menstruation bis zur nächsten Periode täglich ein oder noch besser zwei Kuhnesche Reibesitzbäder von 20 bis 30 Minuten Dauer, und diese lästigen Koliken werden bei gleichzeitiger vollwertiger Ernährung mit genügend Rohkost allmählich für immer verschwinden.

Nervenentzündung im Arm oder **Nervenschmerzen** im allgemeinen: Alle drei Stunden mit starker Glaubersalzlösung einreiben und anschließend mit rohem Eigelb. Ebenso lindernd wirken Einreibungen mit *heißem* Alkohol. Die gleiche Behandlung ist gut bei Ischialgie.

Gegen **Nieren-** und **Blasenschmerzen** übergieße man zwei Hände voll grüne Petersilie mit kochendem Wasser, gieße nach 15 Minuten Ziehen das Wasser durch ein Sieb und trinke von der Flüssigkeit morgens und abends ein halbes Glas voll.

Nierensteine: im akuten Anfall zur sofortigen Linderung der Schmerzen einen Eßlöffel Glaubersalz und ein ansteigendes Sitzbad (das heißt mit ansteigender Temperatur von 38 Grad Celsius aufwärts). In diesem kann der Patient bei einer ihm angenehmen Wärme so lange sitzen bleiben, wie er will, selbst eine ganze Stunde oder auch zwei. Am besten wird während des Bades der Urin gehalten, weil nach dem Bad bei spontaner Entleerung des Urins oftmals ein *kleiner* Nierenstein durch die lange Wärmebehandlung mit ausgestoßen wird.
Natürlich hängt es sehr von der Größe des Steines oder der Steine ab, ob diese operationsverhütenden Methoden noch Zweck haben, also ist sicher eine vorherige Röntgenaufnahme nötig. Eine weitere Anwendung soll bei kleinen Steinchen sehr gute Erfolge haben: Der Patient fastet und nimmt alle 15 Minuten etwas Olivenöl zu sich (einen knappen Teelöffel voll). Innerhalb von zwei Tagen sollen auf diese Weise jede Menge von Steinen abgehen, die die Harnleiter ohne Schwierigkeit passieren können. Je nach Art der Steine – die der behandelnde Arzt feststellen wird – kann dann durch entsprechende Diät eine erneute Bildung von Steinen verhütet werden.

Offene Beine: Heilerde innen und außen wirkt ausgezeichnet. Dreimal täglich einen halben Mokkalöffel voll in etwas Wasser trinken oder auch trocken einspeicheln. Grüne Wirsingkohlblätter erst abwaschen, dann mit einer Flasche ausrollen und die mittlere, dicke Vene entfernen, das Blatt nachts auf die Wunde legen. Morgens sind diese Blätter oft bräunlich gefärbt und haben den sehr unangenehmen Gestank aus der Wunde gezogen; das soll so lange wiederholt werden, bis die Wunde sauber ist und von innen heraus anfängt, sauber zuzuheilen. Tagsüber kann zu einem dünnen Brei angerührte Heilerde auf die Wunde gebunden werden, die ausgewechselt wird, wenn die Heilerde ausgetrocknet ist. Oft verschlimmert sich eine Zeitlang die Eiterung noch; dieser Zustand bessert sich aber nach kurzer Zeit, wenn streng vegetarische Diät eingehalten wird. Ich lasse keinerlei Spritzen setzen und habe mit diesen natürlichen Mitteln besseren Erfolg als mit Drogen. Die Wirkung wird durch die früher bereits erklärten Andampfungen des ganzen Unterleibes unterstützt.

Ohrenschmerzen: Kopfdampfbäder mit Kamillen- und Zinnkrautabkochung. Möglichst 20 Minuten lang schwitzen und nachher kühl abwaschen. Es wird empfohlen, mehrmals täglich warmes Mandelöl ins Ohr zu tropfen oder jeweils fünf Tropfen frischen Zwiebelsaft oder Sauerkrautsaft oder – fünf Tropfen warmen Urin des Kranken. Beim Eintropfen eine Zeitlang auf das schmerzfreie Ohr legen, damit die Tropfen gut eindringen können.

Papayakerne (ein Rezept für die Tropen): Die Kerne trocknen und pulverisieren, 25 Gramm mit einem Löffel Honig mischen und diese Menge zwei- bis dreimal täglich in Wasser trinken gegen Darmparasiten. Wir essen der Einfachheit halber jeden Tag ein paar Kerne der Papaya mit und halten dadurch den Darm sauber.

Pilzerkrankungen der Haut: Wir müssen dem Organismus Zeit lassen, den Verdauungsapparat zu sanieren, und die Pilze verlieren den Nährboden. 20 Tage lang einen Teelöffel Glaubersalz nüchtern auf ein Glas heißes Wasser schluckweise trinken und 15 Minuten auf die rechte Seite legen. In täglichem Wechsel Fuß-, Arm- und Sitzbäder ansteigend bis 42 Grad Celsius – je länger, je lieber – zum Schwitzen mit kalter Nachbehandlung. Auch Saunabäder sind ausgezeichnet. Täglich einen Darmeinlauf mit Kamillen-Wermuth-Abkochung. Streng salzlos vegetarische Diät mit reichlich Rohkost unter Weglassen aller Reizmittel. Häufig kalte Fruchtessigumschläge (auch mit kaltem

Borwasser), die Schmerzen und Juckreiz nehmen. Sehr wirksam ist es, dreimal täglich vor den Mahlzeiten ein kleines Glas Wasser mit einem Teelöffel Apfelessig und einem Teelöffel Honig schluckweise zu trinken und die befallenen Stellen der Haut nach jedem Waschen mit Seife mit verdünntem Apfelessig einzureiben. Wie immer aber ist die Basis eine gesunde Diät. Das erlebte ich – wie in vielen andern Fällen – an einem Kind, das Jahre lang ein Ekzem an den Füßen hatte. Mit den besten Pomaden und Spritzen war diesem Ekzem, das immer wiederkam, nicht beizukommen, obwohl die Mutter mit eiserner Ausdauer jeden Abend die ewig schmerzenden Füße ihrer Kleinen wickelte, bis sich beide endlich überzeugen ließen, daß die wahre Ursache für den Organismus der Kleinen in der irrigen Lebensweise lag. Das Kind hielt tapfer Diät nach meinen Angaben und wurde restlos geheilt. Heute ist sie ein junges Mädchen von 16 Jahren und weiß ganz genau, was ihr schadet und was nicht! Bei konsequenter Behandlung dauert die Heilung nicht länger als mit Spritzen, die leider allzuoft nur eine Scheinheilung bringen können, weil die wahre Ursache nicht bekämpft wurde.

Ringwurm (eine Hauterkrankung, die häufig in den Tropen vorkommt): Täglich mehrere Male mit Petroleum abtupfen.

Schlaflosigkeit: mehrmals täglich ein kaltes Bleibeklistier, denn oft sind Stauungen im Verdauungsapparat der Grund für Blähungen und Druck gegen das Herz und nehmen uns den Schlaf; darum soll der Darm besonders abends entlastet sein. Abends wenig und leicht essen und vor allem zeitig. Vor dem Schlafengehen möglichst noch etwas entspannt spazierengehen. Dann einen kalten Beinguß oder Wassertreten in fußhohem Wasser in der Badewanne, einen kalten Leibwickel oder auch Wadenwickel. Man suche sich aus, was einem am angenehmsten scheint. Gut ist alles das. Bei jedem Wickel ist zu beachten, daß *keine* undurchlässige Hülle zwischen dem nassen und dem Wolltuch liegen soll, um die Ausdünstungen nach außen zu unterstützen. Möglichst Roh- und vegetarische Kost, besonders abends kein Fleisch und keine Eier sowie andere schwere Speisen essen. Dr. Jarvis empfiehlt eine Tasse Wasser mit drei Teelöffel Apfelessig im Schlafzimmer stehen zu haben und unmittelbar vor dem Schlafengehen zwei Teelöffel von dieser Mischung zu nehmen. Eventuell bei nächtlichem Erwachen wiederholen.

Sie stärken ihre **Sehkraft**, indem Sie gerade stehen, mit aufrechtem Rückgrat, und folgende Hals- und Nackenübung machen: Den Kopf dreimal entspannt vorwärts auf die Brust fallen lassen und nach jedem Mal sofort stark rückwärts beugen; darauf dreimal langsam erst nach links, dann nach rechts drehen; zum Schluß dreimal langsam kreisförmig linksherum, dreimal rechtsherum drehen. Weiter geht es mit einer Augenübung im Stehen in aufrechter Haltung, ohne den Kopf mitzubewegen: Dreimal nach oben blicken und nach unten; dreimal nach links und nach rechts; dreimal schräg nach links oben und nach rechts unten; dreimal schräg nach rechts oben und nach links unten; Augen dreimal im Kreis linksherum rollen, dreimal im Kreis rechtsherum. Nun beide Handflächen kräftig aneinander reiben, bis sie gut warm sind, und eine Zeitlang vor die Augen halten.

Sinusitis (Nasennebenhöhlenentzündung): Alle Stunde ein Stück Wabenhonig von der Größe eines Kaugummis 15 Minuten lang gründlich kauen. Die Atmung wird sofort frei und die Schmerzen werden besser. Nach einiger Besserung noch mehrere Wochen einmal täglich Wabenhonig kauen. Die Wirkstoffe des Wabenhonigs sind überraschend, haben aber bisher noch keine wissenschaftliche Erklärung gefunden. Das sollte uns aber nicht hindern, so oft wie möglich Wabenhonig zu kauen. Außerdem sind Kuren mit Luffa purgans zu empfehlen.

Sodbrennen: Ein bis zwei Mandeln fein zu kauen hilft sehr schnell.

Stimmlosigkeit (Stimmbandlähmung, deren Ursache festgestellt werden muß): Sellerieblätter mahlen, mit etwas Wasser, dem Saft einer Zitrone (oder Apfelessig) und dem rohen Saft einer Zwiebel trinken. Nachts Wickel um den Hals mit heißem Oliven- oder Rizinusöl oder auch einem eiskalten Prießnitzumschlag. Heiße Kopfandampfungen und kalte Kuhnebäder beschleunigen den Heilprozeß mit gleichzeitiger vegetarischer Kost.

Tabakgeruch schadet kleinen Kindern, darum sollten Eltern, die Raucher sind, in geschlossenen Räumen ihre Kinder davor bewahren. Gehirn, Leber, Herz und Lungen werden angegriffen.

Talggeschwülste lösen sich nach täglichen mehrfachen Einreibungen mit heißem Rizinusöl oder auch Umschlägen sehr oft nach einiger Zeit ohne operativen Eingriff auf. Ein junger Mann von 19 Jahren wurde an einer solchen Geschwulst neben dem Kehlkopf operiert; nach einem Monat hatte sich eine neue, noch größere Geschwulst gebildet. Ich riet ihm zu vegetarischer Kost und obengenannten Umschlägen: Nach einem Monat war die Geschwulst verschwunden.

Taubheit, die nicht auf einem organischen Leiden beruht: Täglich mehrere Male fünf bis zehn Tropfen Zwiebelsaft ins Ohr tropfen. Andampfen mit Kamillenabkochung, nachher kühl abwaschen. Rohkost. Auch alle zwei Monate Luffa-Kur hat in meiner Praxis sehr gute Erfolge gehabt.

Typhus: Rohe, gemahlene Zwiebeln unter die Fußsohlen binden und einige Stunden liegen lassen. Beim Abnehmen nicht mit den Händen berühren, denn die Typhusbakterien werden von der Zwiebel dem Körper entzogen. So oft wiederholen, wie es nötig ist.

Wadenkrämpfe: siehe »Krampfadern«.

Warzen: siehe »Leberflecken«.

Wassersucht: Grüne Bohnen werden ohne Salz in reichlich Wasser gekocht, die Bohnen werden gegessen und das Wasser zwischen den Mahlzeiten getrunken, und zwar mindestens fünf bis sechs Gläser täglich. Die Urinmengen sind erstaunlich, und der Körper wird ohne Punktionen schnellstens entwässert, ohne daß sich neues Wasser bildet. Dasselbe erreichen wir mit salzlos gekochten Pellkartoffeln. Die Kartoffeln werden gegessen und das Kochwasser ebenfalls zwischen den Mahlzeiten getrunken. Zur Abwechslung können bei dieser Diät auch Kartoffelpuffer in einer fettlosen Pfanne gebacken werden. Ich heilte mit diesen Maßnahmen einen wassersüchtigen Patienten, der bereits in wenigen Tagen sterben sollte, weil alles Punktieren zwecklos war. Dieser Fall wurde an anderer Stelle beschrieben.

Weißfluß (Fluor albus): reizlose vegetarische Kost. Für gute Verdauung sorgen. Täglich morgens eine Scheidenspülung mit lauwarmer Kamille und einem Eßlöffel Apfelessig dazu. Anschließend mit einem Pulverbläser (Siccator) die Scheide mit trockenem Bolus alba ausblasen.
Abends 20 Minuten Andampfung des Unterleibs mit kochendem Kamillen- und Zinnkrautwasser, wie bei anderen Krankheiten bereits empfohlen. Anschließend zehn bis fünfzehn Minuten ein kühles Kuhnesches Reibesitzbad von 18 bis 20 Grad Celsius und dann ins Bett gehen.
Diese Behandlung ist so lange fortzusetzen, bis der Ausfluß verschwunden ist, selbst wenn er sich anfangs als Heilreaktion verschlimmern sollte!

Zahnpflege: Nicht vor, sondern *nach* jedem Essen sollten die Zähne sofort geputzt werden, um Karies zu verhüten, und zwar am besten mit Schlämmkreide. Besonders nach dem Genuß von süßen Speisen, die wahre Kalkräuber sind und schon im Kindesalter das Gebiß fürs ganze Leben zerstören. Nach Fred Koch (Kassel) fängt bereits eine halbe Stunde nach dem

Essen die bakterielle Zersetzungsarbeit im Munde an, darum die gute Zahnpflege auch vor dem Schlafengehen besonders beachten. Nach dem Putzen der Zähne noch mit Wasser mit Schlämmkreide gurgeln und ruhig den letzten Schluck runterschlucken zur Neutralisierung von überschüssigen Säuren.

Zähneputzen einmal täglich mit Meersalz (natürlich nach dem Essen) soll ebenfalls nach den Erfahrungen eines guten Zahnarztes Säuren neutralisieren, das Zahnfleisch kräftigen und Karies verhüten helfen. Und zwar soll mit einer nicht zu weichen Bürste immer von »rot nach weiß« gebürstet werden, das heißt am Oberkiefer von oben nach unten und am Unterkiefer von unten nach oben. Anfängliches Zahnfleischbluten hört nach einiger Gewöhnung vollständig auf, und der Zustand der Zähne bessert sich zusehends.

Ein zusätzlicher Rat für Prothesenträger: Morgens und abends sollte die Prothese kurze Zeit herausgenommen werden und mit Daumen und Zeigefinger der Unter- und der Oberkiefer sowie der Gaumen kräftig massiert oder auch der Kiefer mit einer weichen Zahnbürste mit Schlämmkreide (auch Heilerde oder Bolus alba sind sehr angenehm) gebürstet werden. Die Schlämmkreide verhütet gleichzeitig eine vorzeitige Atrophie – namentlich des Unterkiefers –, weil die lebendige Massage des Zahnfleisches beim Kauen mit den eigenen Zähnen durch das Tragen einer Prothese fehlt. Das sollte jeder Zahnarzt seinen Patienten erklären!

Im Anschluß an diese Ratschläge für viele Krankheiten möchte ich noch einiges über wenig bekannte Heilmittel anfügen, mit denen ich selbst gute Erfahrungen machte. Es wird meine Leser vielleicht erstaunt haben, daß ich bei manchen Krankheiten warmes Rizinusöl auch äußerlich anwenden lasse. Ein mit möglichst heißem Rizinusöl getränktes Tuch mit einer Wärmflasche zur Erhaltung der Wärme darauf wird auf den Leib gelegt und regt das ganze Verdauungssystem an, wirkt stark auf die tiefliegenden Gefäße der Lymphknoten, die ihren Sitz hauptsächlich im Dünndarm haben und bedeutenden Einfluß auf die gesamte Lebenskraft ausüben. Die Gallenblase wird gereinigt und Leber, Nieren, Haut und Lungen entgiftet. Eine 85 Jahre alte Patientin, die mit Darmverschluß in der Klinik als inoperabel abgewiesen wurde, lag drei Tage mit heißen Rizinusaufschlägen zu Bett, hatte dann spontan eine rettende Entleerung des Dickdarms, konnte wieder aufstehen und erholte sich wider Erwarten binnen nicht allzu langer Zeit von ihrer fast tödlichen Erkrankung. Wenn die Lymphknoten nicht mehr genügend arbeiten, wird die Funktion der Nebennieren geschwächt, die wiederum lebenswichtige Bedeutung für die Herztätigkeit haben und darum über Tod und Leben entscheiden können. Auch versteifte arthritische Gelenke werden gelockert und durch erhöhte Funktion der Lymphknoten Spasmen und Stockungen im Unterleib behoben. Kolitis (Entzündung des Dickdarms) und Geschwürbildung reagieren ebenfalls sehr gut auf diese heißen Ölauflagen und sind mit der gleichzeitig notwendigen Diät in wenigen Wochen geheilt.

An dieser Stelle möchte ich nochmals auf die heute bereits in weiten Kreisen bekannte neue Massagemethode »Lymphdrainage« von Dr. Vodder, Dänemark, hinweisen, die nach den bereits vorliegenden Erfahrungen vieler Ärzte erwiesen hat, daß durch diese ganz besondere Massage der Abfluß gestauter Lymphe bei vielen Krankheiten so gefördert werden kann, daß viele bisher auf keine andere Behandlung reagierenden Krankheiten in wunderbarer Weise geheilt werden können. Über diese neuartige Behandlungsweise liegt ein großes Schrifttum vor, und es wird vielerorts in Kursen die Lymphdrainage gelehrt und zum Wohle der kranken Menschheit verbreitet.

Nun einiges über den in aller Welt so beliebten und gern getrunkenen Kaffee als Genuß- und Anregungsmittel. In früheren Zeiten wuchs die Kaffeepflanze wild und nicht kultiviert wie in den heutigen Kaffeepflanzungen. Damals aber war Kaffee noch kein Genuß-, sondern ein Heilmittel für viele Krankheiten, von dessen Wirkungen ich die interessantesten hervorheben möchte. Allen früheren Kaffeetrinkern, die heute aus gesundheitlichen Gründen gänzlich auf diesen Genuß verzichten müssen, sei gesagt, daß Kaffee mit Milch im Magen eine unverdauliche Emulsion bildet und dadurch bei vielen Menschen Magenschmerzen oder ein unangenehmes Völlegefühl erzeugt.

Ich selbst trank praktisch seit Jahrzehnten keinen Tropfen Kaffee mehr, der mir als Harnsäurebildner von Dr. Malten (Baden-Baden) untersagt wurde. Ich habe nun festgestellt, daß mir bei ganz seltenen Gelegenheiten eine Mokkatasse schwarzer Kaffee ohne Milch und Zucker keine Magenschmerzen verursacht, aber ein angenehmes Anregungsmittel ist, das mir auch nicht den Schlaf raubt, wenn er nicht abends spät genossen wird. Angeblich soll ein Glas Wasser nach einem Milchkaffee dessen Verdaulichkeit etwas erleichtern.

Wenn eine Hausfrau sich in der Küche in den Finger geschnitten hat, braucht sie nur etwas gemahlenen Kaffee darauf zu streuen, und die Blutung wird schnell gestillt. Kaffeesatz in heißem Fußbad regt die Blutzirkulation an und entgiftet den Organismus.

Heißer schwarzer Kaffee mit einem halben Teelöffel Zitronensaft beseitigt viel schneller als jedes Betäubungsmittel sofort die heftigsten Kopfschmerzen, wie ich bei zahlreichen Patienten erprobt habe. Auch bei Ohnmacht, Herzschwäche, plötzlichen Lähmungserscheinungen sowie nervösem Asthma ist dieses einfache Mittel vorzüglich. Ungerösteter Kaffee gemahlen und aufgekocht soll sehr gut gegen Rheuma und Gicht wirken.

Ich wiederhole zum Schluß noch die Anwendung des Kaffees gegen heftigen Husten und sogar Keuchhusten. Für Kinder bis zu zwei Jahre nach den Hauptmahlzeiten zwei Teelöffel schwarzen Kaffee mit etwas Honig. Für Kinder bis zu sechs Jahre einen mittleren Eßlöffel Kaffee mit Honig. Für Erwachsene einen Suppenlöffel Kaffee mit Honig. In wenigen Tagen ist der heftigste Husten vorbei oder hat sich sehr gebessert.

Ein indianisches Heilmittel, um Wunden zu behandeln, die nach einer Operation nicht heilen wollen oder wieder aufplatzen: Man streut geraspelten Rohrzucker (panela) in die offene Wunde, der in kürzester Zeit alle Bakterien der Wunde herausgärt, wie das letzthin einem Freund von uns nach einer schweren Gallenoperation passierte und ihm das Leben rettete. Ein kolumbianischer Arzt sah diese einfache Desinfektionsmethode bei Indianern und brachte sie in die USA, wo sie heutzutage in verschiedenen Kliniken mit den gleichen wunderbaren Erfolgen angewandt werden soll.

Obwohl vielen Lesern gewiß das Buch *5 x 20 Jahre leben* von Deforest C. Jarvis aus Vermont bekannt ist, möchte ich auf einige wichtige Erfahrungen dieses Arztes hinweisen, die er in Jahrzehnten mit Tier- und Menschenversuchen für ein Forschungsinstitut machte und die für die Gesunderhaltung von Mensch und Tier von ungeheurer Bedeutung sind. Dabei steht an erster Stelle die Notwendigkeit, dem Organismus von klein auf genügend Kalium (Potassium) zuzuführen, das unter den vielen Mineralien, die wir brauchen, das Allerwichtigste für das Leben zu sein scheint. Alle Lebewesen suchen Kalium: Kleine Kinder essen oft Erde, weil ihnen Kalium fehlt, Pferde und Kühe kauen Holz aus dem gleichen Grunde, Pflanzen hören auf zu wachsen und zu blühen, wenn sie auf kaliumarmem Boden stehen, trächtige Kühe bringen schwächliche Kälber zur Welt, wenn sie auf kaliumarmer Weide grasen müssen. Alle derartigen Mangelerscheinungen bessern sich schlagartig, wenn die lebensnotwendige Menge von Kalium in Gestalt von dem berühmt gewordenen Genuß von Apfelessig der Nahrung zugesetzt wird. Jede fabrikmäßige Verarbeitung der Lebensmittel entwertet sie, darum betont die Vermonter Volksmedizin, alles so natürlich wie irgend möglich zu belassen, wie es heute die bedeutendsten Ernährungsforscher immer wieder predigen. In Vermont düngte man das Weideland mit Kalium; trächtigen Kühen gab man 60 Gramm Apfelessig zweimal täglich und eine bestimmte Menge Algenmehl sowie einige Tropfen Jod. Auf diese Weise wurden kräftige Kälber mit schönem dichtem Fell schnell und ohne Komplikationen geboren, die bereits nach wenigen Minuten standen und bei der Mutter tranken. Kühe auf kaliumarmer Weide dagegen hatten langsamere Geburten und weniger vitale und schöne Kälber. Gab man Küken Apfelessig ins Trinkwasser, wuchsen sie schnell und hatten in kurzer Zeit kräftige Schwanzfedern, die ebenfalls von guter Gesundheit zeugen. Kalium entzieht allen körperfremden Bakterien die interzelluläre

Gewebsflüssigkeit und damit den Nährboden, das also ist das Geheimnis seiner desinfizierenden Wirkung! Alle diese Erfahrungen können wir ohne weiteres auf den Menschen übertragen und kommen zu dem Schluß, daß auch unser gesundes Wachstum und die Erhaltung der Vitalität durch eine Ernährung garantiert wird, die reich an Kalium ist wie Früchte, rohe Gemüse, Honig und Apfelessig. Besonders notwendig ist die regelmäßige Zufuhr von Kalium für ältere Menschen, deren Blut zur Verdickung und Verkalkung neigt und eine vorwiegend alkalische Reaktion hat. Daher rät Dr. Jarvis vor allem allen Arthritikern den Genuß von Apfelessig bis zu zehn Teelöffel voll zu jeder Mahlzeit, wodurch nach kürzester Zeit alle Schmerzen beseitigt und die volle Bewegungsfähigkeit wiederhergestellt werden kann, während bei spezifischen Drogenbehandlungen nach anfänglicher täuschender Besserung genau das Gegenteil erreicht wird. Auch bei einer arthritischen Kuh mit verdickten Gelenken und völlig dickflüssiger Milch, die nicht zu gebrauchen war, konnte die Richtigkeit dieser Theorie bewiesen werden: Die Arthritis wurde geheilt, und die Milch wurde wieder flüssig.

Bei Verdauungsstörungen, Übelkeit und selbst bei Vergiftungserscheinungen durch verdorbene Nahrung kann Apfelessig zum wirksamsten Heilmittel werden. Wer einen Teelöffel Apfelessig auf ein Glas Wasser auf einmal nicht vertragen kann, nehme alle fünf Minuten einen Teelöffel von der Mischung. Ein großes Glas reicht auf diese Weise für vier Stunden. Darauf mische man zwei Teelöffel in ein Glas Wasser und nehme weiter alle fünf Minuten einen Teelöffel davon. Ein drittes Glas mische man in der gleichen Weise und nehme nur noch alle 15 Minuten einen Teelöffel voll. Bereits am ersten Abend kann ein leichtes Essen verdaut werden. Manche Menschen nehmen den Apfelessig am liebsten pur. Doch kann die Dosis und die Häufigkeit des Trinkens individuell ausprobiert werden. Die Vermonter Volksmedizin warnt vor zu reichem Proteingenuß, an dem die meisten Menschen immer noch kranken, obwohl die Naturheilkunde immer wieder auf die Schädlichkeit hinweist. Hochinteressant sind die Studien auf einer Pelztierfarm.

Bei 20 Prozent Proteingehalt im Futter litten die dort lebenden Nerze an Nieren- und Blasensteinen, bei elf Prozent hörte das auf. Bei zu hohem Proteingehalt stellten sich bei den Nerzen auch Gleichgewichtsstörungen ein: Die Tiere fingen an, sich vor ständigem Schwindel um sich selbst zu drehen und bissen sich dabei in den Schwanz, um Halt zu gewinnen. Dabei bissen sie sich mit der Zeit den Schwanz ganz ab. Da der Schwanz aber beim Paarungsakt sehr wichtig für die Balance der Tiere ist, konnten die armen schwanzlosen Tiere sich nicht mehr paaren, und die Aufzucht wurde unmöglich. Bei freilebenden Nerzen wurde beobachtet, daß diese gern saure Beeren und Blätter fressen, wodurch alle merkwürdigen Erscheinungen durch falsche Ernährung natürlich verhütet wurden.

Wir schließen auch hier wieder auf die menschliche Ernährung: Menschen mit Nieren- und Blasensteinen können auf die Dauer nicht durch Operationen von der Neigung zur Steinbildung geheilt werden, sondern nur durch eine proteinärmere Nahrung. Auch andere Krankheiten, die mit Schwindelgefühl anfangen und oft mit Erbrechen und Zittern enden, fallen unter die gleichen Diätvorschriften. Wann werden die armen geplagten Menschen das endlich begreifen?

Eine weitere Erscheinung ist für die Bewohner aller Großstädte der Mangel an Jod, der auf den ausschließlichen Genuß von gechlortem Wasser zurückzuführen ist. Jod aber gibt Kraft und Ausdauer, darum sind Seebäder so gut und auch mal eine Kur mit Seewasser. Jod brauchen wir für klares Denken. Sein Mangel bringt bei Kindern oft Unruhe, nervöse Spannungen, Reizbarkeit, Schlaflosigkeit, Fettsucht und Mangel an Konzentrationskraft. Ein Tropfen (nicht mehr) auf ein Glas Wasser täglich kann bald alle diese Erscheinungen beheben. Die Kontrolle, ob der Körper genug Jod hat, ist tägliches Tupfen mit einem jodgetränkten Wattebausch an verschiedenen Stellen des Körpers. Sind die Jodflecken am nächsten Tag noch sichtbar, ist kein Jodmangel vorhanden, sind sie aber nach wenigen Stunden schon unsichtbar, hat die Haut das Jod gierig aufgesogen!

Wer sich für seine alkalische oder saure Urinreaktion interessiert, kann leicht mit Lackmuspapier hin und wieder die Probe darauf machen. Morgens eine Stunde vor dem Frühstück ist der gesunde Urin alkalisch (das Lackmuspapier färbt sich blau), abends dagegen vor dem Essen soll der Urin sauer sein (das Lackmuspapier färbt sich rot oder gelb – je nach Papiersorte). Ist er abends aber auch alkalisch, sind bei Kindern kleinere oder auch schwerere Krankheiten im Anzug. Bleibt diese alkalische Reaktion für längere Zeit bestehen, muß auf alle Fälle nach der Ursache geforscht werden, besonders bei kränklichen alten Menschen.

Heiße Bäder machen den Urin sauer (wirken also heilend!), oft ist auch vor einer Sauna der Urin alkalisch, nach der Sauna wieder sauer! Bei abends alkalischer Urinreaktion kann durch den Genuß von Apfelessig der Urin schnell wieder sauer und damit der Ausbruch einer Krankheit verhindert oder aber gemildert werden.

Bewegung im Freien macht den Urin sauer (Joggen, Waldspaziergänge, Skilaufen und jeder andere Sport). Dagegen schwere körperliche Arbeit erhält den Urin alkalisch. Darum ist als Ausgleich für schwere körperliche Arbeit erholsame Bewegung an frischer Luft unbedingt notwendig. Auch anstrengende geistige Tätigkeit gibt alkalische Urinreaktion und erfordert neben nicht übertrieben proteinreicher Ernährung entlastende körperliche Bewegung im Freien, die geistig arbeitenden Menschen so oft fehlt. In jedem Fall wandelt aber der Obstessig den alkalischen Urin in sauren um!

Eine bekannte biologische Heilmethode ist, durch Hautreizmittel innere Krankheiten über die Haut zur Ausscheidung zu bringen (neben den vielen an anderer Stelle erläuterten thermischen Reizen durch Bäder, Wickel usw.). Ich habe in meiner Praxis damit sehr wertvolle Ergebnisse erzielen können:

1. mit dem Cantharidenpflaster *Spezialpflaster Bock*, das auf eine schmerzende Stelle gelegt wird und binnen sechs bis zwölf Stunden, je nach Größe des Pflasters, eine dicke Blase zieht. Unter einem Stück weichem Verbandsstoff mit einem Pflaster darüber wird die Blase sich vielleicht noch zwei Tage halten und dann von selbst platzen und nach wenigen Tagen abheilen.

Ich habe damit Warzen beseitigt, deren Wachsen oder auch Schmerzen so oft mit Sorgen beobachtet werden, und habe Hautkrebs (natürlich mit gleichzeitiger, möglichst strenger vegetarischer und milchsaurer Diät) ohne Hinterlassung von Narben zum Heilen gebracht. Gute Erfolge habe ich auch mit

2. roh geriebenem Knoblauch und
3. roh geriebenem Meerrettich erzielt.
4. Ein weiteres Mittel zum Aufstreichen wurde von der Chemisch-Pharmazeutischen Fabrik in Göppingen von Apotheker Carl Müller unter dem Namen *Pasta Ottinger** mit genauer Gebrauchsanleitung in verschiedenen Stärken zur vereinfachten Ableitungskur hergestellt, je nachdem, ob mildere oder stärkere Hautreizung erwünscht ist.

Bei allen diesen Anwendungen können wir immer wieder die wunderbare Tätigkeit unserer Haut bewundern, wenn wir sie durch Licht, Luft und thermische Wasserbehandlungen funktionstüchtig erhalten. Sie reagiert dankbar auf jeden noch so kurzen Reiz; sie sendet durch ihre Milliarden von Poren Abfallstoffe des Körpers nach außen, wodurch sie allen unsern Ausscheidungsorganen unvorstellbare Hilfe leistet und sie in ihrer oft zu großen Arbeit entlastet. Wer einmal ernsthaft alle Kneipp-Behandlungen studiert und erprobt hat, lernt solche Wunder der Natur erkennen und gewinnt die nötige Achtung vor unserm »Haut-Herzen«, das in ernsten Gefahren Tausenden von Kranken das Leben retten und ihnen neue Gesundheit bescheren kann.

Bei der Beurteilung der Vitalität meiner Patienten brauche ich nur ihre Hautreaktionen genau zu beobachten, und ich weiß, wie ich fehlende Hauttätigkeit wieder wecken und auf so erstaun-

---

* Diese Paste ist leider außer Handel. Die Chemisch-Pharmazeutische Fabrik Göppingen hat dem Verlag freundlicherweise ihre Zusammensetzung mitgeteilt und einer Veröffentlichung zugestimmt. *Pasta Ottinger* enthält pro 100 Gramm: 15,0 g Oleum Terebinthinae sulf.; 0,1 g Oleum Sinapis; 2,0 g Nicotinsäurebenzylester; 32,0 g Lapis pumicis; 7,4 g Eucerin anhydr.; 7,0 g Adeps lanae anhydr.; 32,5 g Vaselinum flav.; 4,0 g Ceresin. Ihr Apotheker kann diese Salbe für Sie herstellen.

lich einfache Weise für ihre Gesundung nutzbar machen kann. Ebenso sendet die Haut über Milliarden von feinsten Nerven ohne unser Wissen oder Zutun ihre Reflexe auf das vegetative Nerven- und Drüsensystem und gebietet unserm »inneren Arzt«, was alles an Heilwirkungen auszulösen ist.

Krankheits- und Säfteverzeichnis

(Säfte bitte sehr langsam trinken!)

Angina pectoris:
300 g Karotten + 180 g Spinat
oder 210 g Karotten + 120 g Sellerie + 60 g Petersilie + 90 g Spinat
oder 300 g Karotten + 90 g rote Bete + 90 g Gurken

Arteriosklerose:
300 g Karotten + 180 g Spinat
oder 210 g Karotten + 120 g Sellerie + 60 g Petersilie + 90 g Spinat
oder 210 g Sellerie + 150 g grüner Salat + 120 g Spinat
oder 240 g Karotten + 90 g rote Bete + 150 g Sellerie

Arthritis:
Grapefruit
oder Sellerie
oder 300 g Karotten + 180 g Spinat
oder 270 g Karotten + 210 g Sellerie

Asthma:
300 g Karotten + 180 g Spinat
oder Radieschen reiben + Saft von einer Zitrone
oder 270 g Karotten + 210 g Sellerie

Bettnässen:
Die Patienten dürfen keinen gekochten Spinat und Rhabarber essen, da die darin enthaltene Oxalsäure die Nieren reizt.
300 g Karotten + 90 g rote Bete + 90 g Gurken

Blasenreizung:
300 g Karotten + 90 g rote Bete + 90 g Gurken
oder 300 g Karotten + 180 g Spinat
oder 270 g Karotten + 150 g Sellerie + 60 g Petersilie

Blutarmut:
300 g Karotten + 180 g Spinat
oder 270 g Karotten + 110 g Fenchel
oder 210 g Karotten + 120 g Sellerie + 60 g Petersilie + 90 g Spinat
oder 240 g Karotten + 90 g rote Bete + 150 g Sellerie
oder 300 g Karotten + 90 g rote Bete + 90 g Gurken

Zu hoher und zu niedriger **Blutdruck:**
300 g Karotten + 180 g Spinat
oder 210 g Karotten + 120 g Sellerie + 60 g Petersilie + 90 g Spinat
oder 300 g Karotten + 90 g rote Bete + 90 g Gurken

Bronchitis:
Radieschen reiben und mit Saft einer Zitrone mischen.
300 g Karotten + 180 g Spinat
oder 360 g Karotten + 120 g Löwenzahn
oder 300 g Karotten + 90 g rote Bete + 90 g Gurken

Darmträgheit:
Karotten
oder 300 g Karotten + 180 g Spinat
oder 210 g Karotten + 150 g Sellerie + 60 g Endivien + 60 g Petersilie
oder 360 g Karotten + 120 g Petersilie

Diabetes:
300 g Karotten + 180 g Spinat
oder 210 g Karotten + 120 g Sellerie + 60 g Petersilie + 90 g Spinat
oder 180 g Karotten + 120 g grüner Salat + 90 g grüne Bohnen

oder 270 g Karotten + 150 g Sellerie + 60 g Petersilie
oder 240 g Karotten + 120 g Spargel + 120 g grüner Salat

Diphterie:

300 g Karotten + 180 g Spinat
oder 210 g Karotten + 120 g Sellerie + 60 g Petersilie + 90 g Spinat
oder 270 g Karotten + 150 g Sellerie + 60 g Petersilie
oder 300 g Karotten + 90 g rote Bete + 90 g Gurken
oder 300 g Karotten + 90 g weiße Rüben + 90 g Spinat

Durchfall:

Karotten
oder Sellerie
oder 210 g Karotten + 120 g Sellerie + 60 g Petersilie + 90 g Spinat
oder 300 g Karotten + 180 g Spinat
oder 300 g Karotten + 90 g rote Bete + 90 g Gurken

Ekzem:

Spinat + Karotten
oder 300 g Karotten + 180 g Spinat
oder 210 g Karotten + 120 g Sellerie + 60 g Petersilie + 90 g Spinat
oder 300 g Karotten + 90 g rote Bete + 90 g Gurken

Ermüdung:

Karotten
oder 300 g Karotten + 180 g Spinat
oder 300 g Karotten + 90 g rote Bete + 90 g Gurken

Erysipelas (Wundrose)**:**

300 g Karotten + 180 g Spinat
oder 210 g Karotten + 120 g Sellerie + 60 g Petersilie + 90 g Spinat
oder 300 g Karotten + 90 g rote Bete + 90 g Gurken
oder 210 g Karotten + 150 g Sellerie + 60 g Petersilie

Fettsucht:
Spinat
oder Karotten und Spinat
oder 300 g Karotten + 180 g Spinat
oder 300 g Karotten + 90 g rote Bete + 90 g Gurken
oder 210 g Karotten + 150 g Sellerie + 120 g Spinat

Gallensteine:
Stärke, Brot, Körnerfrüchte in der Ernährung reduzieren.
300 g Karotten + 90 g rote Bete + 90 g Gurken
oder 300 g Karotten + 180 g Spinat
oder 210 g Karotten + 150 g Sellerie + 60 g Petersilie
Zitronensaft in heißem Wasser trinken.

Gehirntumor:
240 g Karotten + 120 g Spinat + 60 g weiße Rüben + 60 g
Brunnenkresse
oder 300 g Karotten + 180 g Spinat
oder 300 g Karotten + 90 g rote Bete + 90 g Gurken
oder 210 g Karotten + 150 g Sellerie + 60 g Petersilie

Hämorrhoiden:
Stärke, Brot, Körnerfürchte reduzieren.
240 g Karotten + 120 g Spinat + 60 g weiße Rüben + 60 g
Brunnenkresse
oder 300 g Karotten + 180 g Spinat
oder 210 g Karotten + 120 g Sellerie + 60 g Petersilie + 90 g
Spinat
Masdasnan empfiehlt abends ein warmes Kamillendarmbad,
nach Entleerung des Darmes nochmals etwa zwei Eßlöffel
Kamillenlösung einfüllen und über Nacht im Darm behalten.
(Kalte Bleibeklistiere sind ebenfalls sehr gut. Die Verfasserin)

Harnsäureüberschuß:
300 g Karotten + 90 g rote Bete + 90 g Gurken
oder 300 g Karotten + 180 g Spinat
oder 210 g Karotten + 150 g Sellerie + 60 g Petersilie

Husten:
Radieschen reiben, mit Saft einer Zitrone mischen.
300 g Karotten + 180 g Spinat
oder 300 g Karotten + 90 g rote Bete + 90 g Gurken
Masasnan empfiehlt, einen Teelöffel Mandelöl, mit dem Saft
von zwei gebackenen Zitronen gemischt, morgens nüchtern
zu nehmen. Nach Dr. Jarvis (Vermonter Volksmedizin): Zwei
Eßlöffel reinen Apfelessig, zwei Teelöffel reines Glyzerin mit
500 g Honig mischen. Dies ist ein sehr wirksamer Hustensaft,
selbst bei Keuchhusten, der auch von einem empfindlichen
Magen gut vertragen wird. Ich lasse gern noch eine große geriebene Zwiebel und ein Radieschen hinzufügen, was die gute
Wirkung noch erhöht (Die Verfasserin). Ich möchte nicht un-
erwähnt lassen, daß der spanische Arzt Francisco Ortega Padilla
Keuchhusten mit dem Urin des jeweiligen Patienten behandelt.

Impotenz:
Spinat + Karotten
oder 300 g Karotten + 90 g rote Bete + 90 g Gurken
oder 210 g Karotten + 180 g Äpfel + 90 g rote Bete

Katarrh (Erkältung):
Milch und konzentrierte Stärkenahrung reduzieren.
300 g Karotten + 180 g Spinat
oder 300 g Karotten + 90 g rote Bete + 90 g Gurken
oder 240 g Karotten + 150 g Sellerie + 90 g Radieschen
Radieschen reiben, mit Saft einer Zitrone mischen.

Kinderlähmung:
Karotten
oder 300 g Karotten + 180 g Spinat
oder 270 g Karotten + 150 g Sellerie + 60 g Petersilie
oder 210 g Karotten + 90 g rote Bete + 120 g grüner Salat +
60 g weiße Rüben
oder 210 g Karotten + 120 g Sellerie + 60 g Petersilie + 90 g
Spinat

Knochenbildung (während der Schwangerschaft
und nach Knochenbrüchen):
Karotten
oder 300 g Karotten + 180 g Spinat
oder 330 g Karotten + 90 g weiße Rüben + 60 g Löwenzahn

Kolitis (Dickdarmentzündung):
Karotten
oder 300 g Karotten + 180 g Spinat
oder 300 g Karotten + 90 g rote Bete + 90 g Gurken

Kopfschmerzen (Migräne):
300 g Karotten + 180 g Spinat
oder 210 g Karotten + 120 g Sellerie + 60 g Petersilie + 90 g
Spinat
oder 300 g Karotten + 90 g rote Bete + 90 g Gurken
oder 240 g Karotten + 150 g grüner Salat + 90 g Spinat

Krampfadern:
Zucker und Stärke vermeiden, weil durch den Genuß Kalk in
den Venen abgesetzt wird.
300 g Karotten + 180 g Spinat
oder 210 g Karotten + 120 g Sellerie + 60 g Petersilie + 90 g
Spinat
oder 300 g Karotten + 90 g rote Bete + 90 g Gurken
oder 240 g Karotten + 120 g Spinat + 60 g weiße Rüben + 60 g
Brunnenkresse

Kropf:
300 g Karotten + 180 g Spinat
oder 360 g Karotten + 120 g Petersilie
oder 210 g Karotten + 120 g Sellerie + 60 g Petersilie + 90 g
Spinat
Zusätzlich sollte *Algasan V* (Kelp) genommen werden.

Leberzirrhose:
Wenig Stärke genießen, die die Leberzellen verhärtet.
Karotten
oder 300 g Karotten + 180 g Spinat
oder 300 g Karotten + 90 g rote Bete + 90 g Gurken

Leukämie:
Die Patienten müssen statt gekochter Kost sehr viele frische Säfte, Früchte und Rohkost genießen.
Karotten
oder 390 g Karotten + 90 g rote Bete + 90 g grüner Salat
oder 330 g Karotten + 90 g Löwenzahn + 60 g weiße Rüben

Magen-/Zwölffingerdarmgeschwür:
Karotten + Weißkohl
oder 300 g Karotten + 180 g Spinat
oder 300 g Karotten + 90 g rote Bete + 90 g Gurken
Mein persönliches Rezept: Dreimal täglich vor dem Essen einen Eßlöffel voll Sauerkraut aus dem Naturkostladen oder dem Reformhaus langsam essen und gut kauen, auch Sauerkrautsaft ist sehr zu empfehlen. Morgens nüchtern eine große Kartoffel roh reiben, den Saft auspressen und schluckweise trinken. Dann fünf Minuten auf der rechten Seite, fünf Minuten auf dem Rücken, fünf Minuten auf der linken Seite und fünf Minuten auf dem Bauch liegen. Diese sogenannte »Kartoffel-Rollkur« hat den Erfolg, daß die wunden Stellen der Magenschleimhaut allmählich austrocknen. Zusätzlich Diät, und die oben angegebenen Säfte sollten in jedem Fall ihre Heilwirkung nicht verfehlen. (Die Verfasserin)

Mandelentzündung:
Karotten
oder 300 g Karotten + 180 g Spinat

Multiple Sklerose:
Jeder Patient entscheide, welchem Arzt er sich anvertrauen will. Ich habe mit natürlichen Behandlungen: Diät, die immer die

Basis sein sollte, Bestrahlungen, Unterwassermassage, Kuhnebädern, Sauna, die besten Erfahrungen gemacht. (Die Verfasserin)
Zusätzlich: Karotten
oder 300 g Karotten + 180 g Spinat
oder 270 g Karotten + 150 g Sellerie + 60 g Petersilie
oder 210 g Karotten + 120 g Sellerie + 60 g Petersilie + 90 g
Spinat
oder 360 g Karotten + 120 g Petersilie

Nervosität:
300 g Karotten + 180 g Spinat
oder 270 g Karotten + 210 g Sellerie
oder 300 g Karotten + 90 g rote Bete + 90 g Gurken
oder 270 g Karotten + 150 g Sellerie + 60 g Petersilie

Prostatabeschwerden (Reibesitzbäder nach Kuhne):
Karotten
oder Saft einer Zitrone
oder 300 g Karotten + 90 g rote Bete + 90 g Gurken
oder 300 g Karotten + 180 g Spinat
oder 240 g Karotten + 120 g Spargel + 120 g grüner Salat

Rheumatismus (auch Ischialgie):
Saft einer Zitrone
oder 300 g Karotten + 90 g rote Bete + 90 g Gurken
oder 300 g Karotten + 180 g Spinat

Schlaflosigkeit:
300 g Karotten + 180 g Spinat
oder 270 g Karotten + 210 g Sellerie
oder 300 g Karotten + 90 g rote Bete + 90 g Gurken
oder Saft von Pampelmusen

Schwangerschaft:
Karotten
oder 300 g Karotten + 90 g rote Bete + 90 g Gurken

oder 300 g Karotten + 180 g Spinat
oder 330 g Karotten + 90 g Löwenzahn + 90 g weiße Rüben
oder 210 g Karotten + 90 g rote Bete + 120 g grüner Salat +
60 g weiße Rüben

Sterilität:
Karotten
oder 300 g Karotten + 180 g Spinat
oder 300 g Karotten + 90 g rote Bete + 90 g Gurken
oder 210 g Karotten + 120 g Sellerie + 60 g Petersilie + 90 g
Spinat
oder 270 g Karotten + 150 g Sellerie + 60 g Petersilie
Auch kalte Reibesitzbäder haben hervorragend gute Wirkung.
(Die Verfasserin)

Übersäuerung:
300 g Karotten + 180 g Spinat
oder 300 g Karotten + 90 g rote Bete + 90 g Gurken
Natürlich sollen starke Säurebildner in der Ernährung soweit
wie möglich eingeschränkt werden. (Die Verfasserin)

Wechseljahre:
Spinat
oder 300 g Karotten + 180 g Spinat
oder 210 g Karotten + 90 g rote Bete + 120 g grüner Salat +
60 g weiße Rüben
oder 300 g Karotten + 90 g rote Bete + 90 g Gurken
oder 210 g Karotten + 120 g Sellerie + 60 g Petersilie + 90 g
Möglichst reizlose und vollwertige Kost ist zu empfehlen. Die
Abendmahlzeiten sollen besonders leicht sein. Genußgifte so
weit wie möglich ausschalten. Tägliche Reibesitzbäder nach
Kuhne wirken sehr erfrischend. Mit diesen so einfachen Maßnahmen können auch diese Übergangsjahre absolut ohne un-
erträgliche Beschwerden, ja fast unbemerkt vorübergehen. (Die
Verfasserin)

Empfehlenswerte Literatur

Au, Franziska von: *Hausrezepte gegen alle Krankheiten. Die besten Rezepte aus dem Schatzkästlein unserer Großeltern.* Südwest-Verlag, München 1995

Bieler, Henry G.: *Richtige Ernährung – deine beste Medizin.* Verlag Hermann Bauer, Freiburg im Breisgau (vergriffen)

Bircher, Ralph (Hrsg.): *Bircher-Benner-Diätbücher.* Bircher-Benner Verlag, Bad Homburg v. d. H. 1991

Bircher-Benner, Max: *Ernährungskrankheiten* (vergriffen)

Bircher-Benner, Max: *Ordnungsgesetze des Lebens.* Bircher-Benner Verlag, Bad Homburg v. d. H. 1989

Blome, Götz: *Mit Blumen heilen. Die Blütentherapie nach Dr. Bach.* Verlag Hermann Bauer, Freiburg im Breisgau 1995

Böhmig, Ulf, und Mayr, Peter: *Kneipp und die Heilpflanzen.* Karl F. Haug Verlag, Heidelberg 1993

Brüggemann, Wolfgang: *Gesundheit und Harmonie mit Kneipp. Überlegungen zur Lebensordnung aus der Sicht des Kneipparztes.* Karl F. Haug Verlag, Heidelberg 1992

Diamond, Harvey und Marilyn: *Fit fürs Leben. Fit for Life.* Goldmann Verlag (Tb), München 1992

Diamond, Harvey und Marilyn: *Fit fürs Leben. Fit for Life 2.* Goldmann Verlag (Tb), München 1992

Dost, Bernd: *Heilung durch ganzheitliche Medizin. Ein Handbuch.* Kösel-Verlag, München 1995

Gartner, Karl: *Die besten Hausmittel. Gesund durch Selbsthilfe.* Ueberreuter Verlag, Wien 1994

Hertzka, Gottfried und Strehlow, Wighard: *Handbuch der Hildegard-Medizin.* Verlag Hermann Bauer, Freiburg im Breisgau 1994

Hertzka, Gottfried und Strehlow, Wighard: *Große Hildegard-Apotheke.* Verlag Hermann Bauer, Freiburg im Breisgau 1995

Hertzka, Gottfried und Strehlow, Wighard: *Küchengeheimnisse der Hildegard-Medizin.* Verlag Hermann Bauer, Freiburg im Breisgau 1995

Jackson, Robert: *Nie mehr krank sein* (vergriffen)

Jarvis, Deforest C.: *5 x 20 Jahre leben.* Hallwag Verlag, Bern 1989

Kuhl, Johannes: *Das Ideal der Breigerichte* (vergriffen)

Kuhl, Johannes: *Schach* dem Krebs. Humata Verlag, Bern

Kuhne, Louis: *Die neue Heilwissenschaft.* Lorber-Verlag, Bietigheim-Bissingen 1983

Kurz, Ingrid (Hrsg.): *Einführung in die manuelle Lymphdrainage nach Dr. Vodder.* 3 Bände. Karl F. Haug Verlag, Heidelberg

Kurz, Ingrid (Hrsg.): *Manuelle Lymphdrainage nach Dr. Vodder.* Schriftenreihe. Karl. F. Haug Verlag, Heidelberg

Lampert: *Überwärmung als Heilmittel* (vergriffen)

McIntyre, Anne: *Hausmittel. Heilkräfte der Natur. Eigenschaften, Wirkungsweisen, Anwendung bei Beschwerden.* Mosaik Verlag, München 1995

Moeller, Siegfried: *Über Ernährungsbehandlung chronischer Krankheiten im Rahmen der gesamten biologischen Therapie. Ein Beitrag zu den Streitfragen unserer Zeit* (vergriffen)

Peschek-Böhmer, Flora: *Urin-Therapie. Ein Tabu wird gebrochen.* Wilhelm Heyne Verlag, München 1995

Sauerbruch, Ferdinand: *Das war mein Leben.* Droemer/Knaur Verlag (Tb), München 1993

Seng, Gunther (Hrsg.); Abele, Johann; Anemueller, Helmut; Baltin, Hartmut; Gräbler, Hartwig: *Naturheilverfahren und Homöopathie. Methoden, Krankheiten und ihre Behandlung.* Trias-Thieme Hippokrates Enke, Stuttgart 1989

Sivananda Rhada [Swami]: *Geheimnis Hatha-Yoga. Symbolik – Deutung – Praxis.* Verlag Hermann Bauer, Freiburg im Breisgau 1991

Skolnik: *Der Zucker, Kalkräuber im Organismus* (vergriffen)

Strehlow, Wighard: *Die Ernährungstherapie der heiligen Hildegard.* Verlag Hermann Bauer, Freiburg im Breisgau 1994

Thomas, Carmen: *Ein ganz besonderer Saft – Urin.* vgs verlagsgesellschaft, Köln 1995

Thüler, Maya: *Wohltuende Wickel. Wickel und Kompressen in der Kranken- und Gesundheitspflege.* Maya Thüler Verlag, Worb 1995

Walker, N. W.: *Raw Vegetable Juices* (vergriffen)

Walser: *Handbuch der Naturheilkunde* (vergriffen)

Withalm, Berthold: *Naturgemäßes Volksheilbuch. Homöopathie und altbewährte Kräuterrezepte.* Leopold Stocker Verlag, Graz 1991

Wolters, Bruno: *Drogen, Pfeilgift und Indianermedizin. Arzneipflanzen aus Südamerika.* Urs Freund Verlag, Greifenberg 1994

Yesudian, Selvarajan: *Hatha-Yoga Übungsbuch.* Drei Eichen Verlag, Hammelburg 1992

Register

Verlag Hermann Bauer · Freiburg im Breisgau

Dolores Krieger

Die Heilkraft unserer Hände
Therapeutic Touch

2. Aufl., 267 Seiten mit 3 Abbildungen und 8 Zeichnungen,
kart., ISBN 3-7626-0501-7

Das erste Buch in deutscher Sprache, in dem Dolores Krieger die von ihr
entwickelte Heilmethode des *Therapeutic Touch* selbst darstellt.
Therapeutic Touch ist die richtige Methode für Sie, denn die Gabe des
Heilens ist – so Dolores Krieger – nicht wenigen Auserwählten vorbehalten, sondern jedem Menschen zu eigen. Wie Sie die Fähigkeit, Ihre Hände
heilend einzusetzen, entwickeln können, vermittelt Ihnen die Autorin in
diesem praxisbezogenen Lehrbuch, in dem Übungen und Fallbeispiele
den Schwerpunkt bilden. Die ganzheitliche Methode des *Therapeutic
Touch* wird heute in Schulen, Universitäten und Krankenhäusern in
68 Ländern der Erde gelehrt.

Maud Nordwald Pollock

Vom Herzen durch die Hände
Bedingungslose Liebe und Therapeutic Touch
Eine neue Methode des Heilens

2. Aufl., 283 Seiten mit 8 Farbtafeln und 37 Zeichnungen,
kartoniert, ISBN 3-7626-0473-8

In diesem Buch stellt Maud Nordwald Pollock ihre neue Synthese des
Heilens vor: bedingungslose Liebe, die vom Herzen durch die Hände
fließt und Heilung durch liebevolle Berührung ermöglicht. Sie erfahren
dabei, wie die Hände einzusetzen sind, um die Aura, die verschiedenen
Farbschwingungen und Chakras zu erfühlen. Sie lernen, den feinstoff-
lichen Körper zu reinigen und Energie für Therapeutic Touch aus den
Händen fließen zu lassen.
Vom Herzen durch die Hände stimmt Sie durch verschiedene Übungen
und Meditationen auf Ihre sensitiven, heilerischen Fähigkeiten ein und
zeigt den Weg, bedingungslose Liebe in den Alltag strömen zu lassen.

Verlag Hermann Bauer · Freiburg im Breisgau

Verlag Hermann Bauer · Freiburg im Breisgau

Gottfried Hertzka/Wighard Strehlow

Küchengeheimnisse der Hildegard-Medizin

8. Aufl., 320 Seiten, gebunden, ISBN 3-7626-0288-3

Es ist das Anliegen der beiden Verfasser, das ungeheure, in den Werken der Äbtissin enthaltene Wissen über alles, was der menschlichen Ernährung in gesunden und kranken Tagen dienen kann, in verständliches Deutsch zu übersetzen und zugleich den Lesern klarzumachen, daß eine »Ernährungswissenschaft« auch ohne Kalorien, Vitamin- und Spurenelemente-Tabellen möglich und in der Alltagsküche praktizierbar ist. Wesentlich und zugleich neu ist bei Hildegard das, was die Verfasser die »Subtilitätenlehre« nennen. Es handelt sich um den »von Gott in die Dinge« hineingelegten »Menschenzweck«: um das Beziehungsverhältnis des Menschen zu den Dingen, die ihm als Nahrung dienen können und sollen – oder auch nicht.

Gottfried Hertzka/Wighard Strehlow

Handbuch der Hildegard-Medizin

7. Aufl., 339 Seiten mit 24 farbigen Abbildungen und 31 Zeichnungen, gebunden, ISBN 3-7626-0314-6

Dieses Buch ist das Ergebnis jahrzehntelanger ärztlicher Erfahrung sowie wissenschaftlicher Forschung und Entwicklung auf dem Gebiet der Hildegard-Medizin. Die sich daraus ergebenden über fünfhundert Heilmittel und Behandlungsmethoden wurden in den letzten vierzig Jahren in der Praxis erprobt und haben sich an Tausenden von Patienten erfolgreich bewährt.

Hildegard hat nicht nur ein eigenes Buch über Psychotherapie verfaßt, sondern auch ganz gewöhnliche alltägliche Aspekte in ihren körperlichen Auswirkungen beschrieben. Sie zählt eine Liste von vermeidbaren Risikofaktoren auf: vom nervenzerrüttenden Zorn, der Wollust auslösenden Verzweiflung bis zur Weltschmerz erzeugender Besitzgier. Der Unglaube ist die Ursache allen Übels, und jeder Glaube vermehrt den Heilungserfolg!

Verlag Hermann Bauer · Freiburg im Breisgau

Verlag Hermann Bauer · Freiburg im Breisgau

Dr. med. Götz Blome

Das neue Bach-Blüten-Buch

7. Aufl., 477 Seiten, gebunden, ISBN 3-7626-0446-0

Dieses Buch ist sowohl für Anfänger als auch für Erfahrene bestimmt. Es stellt exklusiv drei wesentliche Neuerungen vor, die für eine seriöse Behandlung unerläßlich sind und vor allem die praktische Anwendung erleichtern. Es enthält im ersten Teil eine neuartige, psychologisch fundierte und gut verständliche Erläuterung der einzelnen Mittel. Der zweite Teil enthält eine genaue Beschreibung der über 200 Kombinationsmittel, womit eine genauere, individuellere und damit effektivere Therapie möglich ist. In dem abschließenden umfangreichen Repertorium werden alle wichtigen Störungen und Krankheiten aufgeführt und die dafür geeigneten Bach-Blüten angegeben.

Dr. med. Götz Blome

Wirf ab, was dich krank macht

4. Aufl., 213 Seiten, gebunden, ISBN 3-7626-0358-8

Diesem Buch liegt die durch tägliche Lebenserfahrung und jahrelange Beobachtung gewonnene Erkenntnis zugrunde, daß nicht das Leid, sondern die Freude der Sinn des Lebens ist und daß jeder in seiner Bewußtwerdung, seiner Suche nach der Wahrheit und Klarheit eine gewisse Chance hat, sie zu finden. Dazu muß alles, was dieser Freude im Wege steht und den Menschen leiden läßt, unbestechlich auf seinen Wahrheitsgehalt überprüft und entweder aus dem Leben entfernt oder in einem anderen, freudvolleren Licht gesehen werden.

Verlag Hermann Bauer · Freiburg im Breisgau

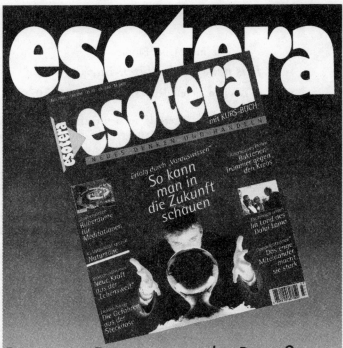